SingLiesel

MIX
Papier aus verantwortungsvollen Quellen
FSC® C014138
FSC
www.fsc.org

Satz: Martin Janz, Freiburg i.Br.
Umschlag: SingLiesel GmbH, Karlsruhe
Druck: FINIDR, Czech Republic

ISBN 978-3-948106-79-9

info@singliesel.de, www.singliesel.de

Bildnachweise: shutterstock.com; Fotolia: S. 33 (miloje), S. 55 (oooRENAooo), S. 57 (sommai)

Alle Übungen in diesem Buch sind aus der Praxis entstanden. Bitte vergessen Sie nicht, dass jeder Mensch seine spezielle Tagesform und seine einzigartige Biografie mitbringt, die Sie berücksichtigen müssen. Nicht jede Übung oder jedes Spiel passt für jeden. Die Autorin und der Verlag haften nicht für etwaige Personen- oder Sachschäden.

Natali Mallek

GEDÄCHTNISTRAINING FÜR SENIOREN

Aktiv mit allen Sinnen

SingLiesel

Inhalt

Musikwiese

VORWORT

Grundsätzliches zum Gedächtnistraining

Das Wort „Gedächtnistraining“ ist irreführend. Es suggeriert, dass es dabei nur um das Training der Merkfähigkeit ginge. Ein umfassendes Gedächtnistraining bietet aber viel mehr. Es deckt das Training der unterschiedlichsten Gehirnleistungen ab und bezieht unterstützende Angebote wie Entspannung und Bewegung mit ein. Ein gelungenes Gedächtnistraining ermöglicht spielerisch Erfolgserlebnisse. Ohne Stress, Druck und Leistungszwang.

Faustregeln für ein gelungenes Gedächtnistraining

Jeder Mensch ist anders, und jeder Teilnehmer, jede Teilnehmerin ist unterschiedlich. Wie bei jeder Aktivierung ist es daher wichtig, die individuellen Bedürfnisse des Einzelnen im Blick zu haben. Es gibt aber dennoch einige Regeln, die vielen Menschen helfen, Spaß und Freude beim Gedächtnistraining zu erleben.

1. **Leichter Start und entspannendes Ende.** Für den ersten Schritt einer Bergbesteigung braucht man in der Regel noch keine Kletterhaken und kein Sauerstoffzelt. Bei einem Gedächtnistraining ist es ähnlich. Eine einfache Übung am Anfang des Gedächtnistrainings ermöglicht den Teilnehmenden den leichten Einstieg in das Thema. Ein Erfolgserlebnis erhöht die Motivation. Am Ende der Trainingseinheit sorgt ein angenehmer, entspannender Abschluss dafür, dass das Gedächtnistraining in positiver Erinnerung bleibt, und dies motiviert für weitere Trainingseinheiten.

2. **Abwechslungsreich.** Vielfältige Themen, neue Übungen und eine fantasievolle Gestaltung des Gedächtnistrainings wecken Neugier bei den Teilnehmenden. Als Übungsleitung ist man beim Gedächtnistraining immer auch ein bisschen für die Unterhaltung der Teilnehmenden zuständig. Positive Emotionen erleichtern das Lernen und Üben.

3. **Verschiedene Trainingsbereiche.** Die Übungen in diesem Buch orientieren sich grob an den zwölf Trainingsbereichen des Bundesverbands für Gedächtnistraining: Assoziatives Denken, Denkflexibilität, Fantasie und Kreativität, Formulierung, Konzentration, Urteilsfähigkeit, logisches Denken, Merkfähigkeit, Strukturieren, Wahrnehmung, Wortfindung, Zusammenhänge erkennen. Sie beziehen aber auch die besonderen Bedürfnisse von älteren Teilnehmenden und Menschen mit Demenz ein. Um die Konzentration zu erleichtern und der Ermüdung der Teilnehmenden vorzubeugen, ist es sinnvoll, in jede Trainingseinheit Übungen aus unterschiedlichen Bereichen zu integrieren.

4. **Verschiedene Arbeitsformen.** Übungen können allein, mit einer Partnerin, einem Partner oder in der Gruppe bearbeitet werden. Manche werden mündlich, andere schriftlich präsentiert. Die Arbeit in der Gruppe steht bei Menschen mit Demenz im Vordergrund. Bei Menschen mit Demenz ist es besonders wichtig, den Einzelnen nicht unter Leistungsdruck zu setzen. Die Arbeit im Plenum hilft, Leistungsdruck zu minimieren. Ein Beispiel: Wenn ein Einzelner etwas gefragt wird und die Antwort nicht weiß, so wird das von den meisten Menschen als beschämender empfunden, als wenn eine Gruppe etwas gefragt wird und sich ein Einzelner nicht dazu äußern kann.

5. **Verschiedene Hilfsmittel nutzen.** Gedächtnistraining darf anschaulich sein. Es lohnt sich, realistisches Anschauungsmaterial mitzubringen. Das Interesse kann leichter wachgehalten werden, wenn man unterschiedliche Moderationswerkzeuge wie Tafel und Flipchart nutzt. Wenn es möglich ist, individuelle Hilfestellung anzubieten, kann man oft auch bei Menschen mit beginnender Demenz noch gut Arbeitsblätter einsetzen.

6. **Verschiedene Schwierigkeitsgrade.** Seltsamerweise haben manche Menschen die Vorstellung, dass bei einem Gedächtnistraining jede Übung und Aufgabe schnell bewältigt werden muss. Das wäre für die Teilnehmenden aber keine Herausforderung. Man darf Antworten nicht wissen! Man darf an Übungen eine Zeitlang „knacken“! Wichtig ist nur, dass es auch Übungen gibt, die leichter fallen, das Selbstvertrauen stützen und durch Erfolgserlebnisse die Motivation aufrechterhalten und stärken.

7. **Wenig Über- und Unterforderung.** Selbstverständlich hätte ich bei dieser Faustregel auch das Wort „keine“ anstelle von „wenig“ benutzen können. Da ich allerdings davon ausgehe, dass viele das Buch nutzen, um es in Einrichtungen der Altenhilfe einzusetzen, halte ich das nicht für realistisch. Es gibt sehr wenige Einrichtungen, in denen es wirklich gelingt, Kleingruppen zu bilden, in denen die Teilnehmenden alle das gleiche Leistungsniveau haben. Gerade wenn sich Über- und Unterforderung nicht gänzlich vermeiden lassen, ist es wichtig, dass Sie als Übungsleitung den Einzelnen im Blick haben. Die Frustrationstoleranz der Menschen ist sehr unterschiedlich. Solange ein Mensch Freude am Gedächtnistraining hat, ist es das richtige Angebot. Wenn ein Mensch keine Freude am Gedächtnistraining hat, ist es das falsche Angebot.

8. **Bewegungs- und Entspannungselemente einbauen.** „Ganzheitlichkeit“ ist im Moment ein in meinen Augen etwas überstrapazierter Begriff. Aber es gibt ihn natürlich auch beim Gedächtnistraining. Bewegung gehört zu einem gelungenen Gedächtnistraining immer dazu. Es ist auch wissenschaftlich bewiesen, dass Bewegung die Wirksamkeit eines Gedächtnistrainings unterstützt. Eine Geschichte, ein Gedicht, ein Witz, eine Fantasiereise oder das Hören/Singen eines Liedes können die Entspannung beim Gedächtnistraining unterstützen.

Das sollte man bei Menschen mit Demenz beachten

Menschen mit Demenz bilden eine besondere Zielgruppe innerhalb der Menschen, die an einem Gedächtnistraining teilnehmen. Natürlich kann auch ein Gedächtnistraining keine Wunder vollbringen. Trotzdem kämpfe ich, wenn es um das Gedächtnistraining mit Menschen mit Demenz geht, immer wieder gegen Aussagen wie: „Das bringt doch eh nichts mehr!“ oder „Menschen mit Demenz können nichts mehr lernen!“. Ich behaupte: Es bringt etwas! Und Menschen mit Demenz können noch lernen!

EIN KLEINES FALLBEISPIEL:

Herr Müller ist 78 Jahre und hat eine Alzheimer-Demenz, als er in die Pflegeeinrichtung Rosengarten zieht. Seine Tochter macht sich große Sorgen darüber, ob er sich an die Einrichtung gewöhnen wird. In der ersten Woche läuft er jeden Tag mit seinem gepackten Koffer über den Flur und erzählt den Vorbeikommenden, dass er auf das Taxi wartet, welches ihn nach Hause bringt. Zu den Mahlzeiten muss er begleitet werden, weil er die Wohnküche des Wohnbereichs nicht findet. In der zweiten Woche bekommt Herr Müller wieder Besuch von seiner Tochter und wirkt wie ein anderer Mensch. Als sie kommt, sagt er: „Komm, wir gehen auf mein Zimmer." Auch die Wohnküche findet er zu den Mahlzeiten problemlos. Herr Müller hat trotz Demenz gelernt, sich in der Einrichtung zurechtzufinden.

Selbst in sehr weit fortgeschrittenen Stadien der Demenz finden noch kleine Lernprozesse statt. Jeder, der mit Menschen mit Demenz arbeitet, kennt den Nutzen von Ritualen. Ein Beispiel für ein solches Ritual ist das Singen einer bestimmten Melodie zur Begrüßung eines bettlägerigen Menschen mit Demenz. Dieses Ritual prägt sich selbst in fortgeschrittenen Demenz-Stadien noch ein. Man könnte auch sagen: Der Mensch lernt das Ritual.

Das heißt natürlich nicht, dass Sie Menschen mit fortgeschrittener Demenz in ein klassisches Gedächtnistraining mit Übungen integrieren sollen. Gedächtnistraining macht so lange Sinn, wie die Teilnehmenden Erfolgserlebnisse und Spaß haben. Bei der Arbeit mit Menschen mit Demenz, auf die dies zutrifft, hat es sich bewährt, folgende Punkte zu berücksichtigen.

- **Alltagsnah.** Themen und Übungen für Menschen mit Demenz orientieren sich am echten Leben und sind nicht abstrakt.

- **Thematisch.** Eine thematische Orientierung ist förderlich für die Konzentration und weckt, bei der richtigen Themenauswahl, das Interesse der Teilnehmenden.

- **Rituale.** Zu Beginn und zum Ende immer das gleiche Lied zu singen, eine Klangschale anzustimmen oder Ähnliches, erleichtert Menschen mit Demenz die Wiedererkennung des Angebots.

- **Reale Dinge einbauen.** Durch den Einsatz realer Dinge lassen sich am besten mehrere Sinne einbeziehen. Es ist besser, einen Apfel mitzubringen, als ein Bild von einem Apfel zu zeigen. Es ist besser, ein Bild von einem Apfel zu zeigen, als nur von einem Apfel zu sprechen.

- **Musik.** Der Einsatz von Musik gilt als „Königsweg“ in der Betreuung von Menschen mit Demenz. Im Gedächtnistraining gibt es viele Möglichkeiten, diesen Königsweg einzubauen.

- **Erfolgserlebnisse.** Es wurde bereits erwähnt, aber es ist so wichtig, dass eine Wiederholung an dieser Stelle erlaubt sein soll: Ein Gedächtnistraining ist so lange sinnvoll, wie der Teilnehmende Spaß und Erfolgserlebnisse hat. Wenn ein Teilnehmender keine Erfolgserlebnisse mehr hat, ist Gedächtnistraining das falsche Angebot.

Wie die Übungen aufgebaut sind

Die vorgestellten Übungen wurden jeweils zu einem Thema zusammengestellt. Die meisten Übungen können sowohl in Einzelarbeit als auch in der Kleingruppe durchgeführt werden. Sie lassen sich einzeln nutzen oder zu einer Übungsstunde kombinieren. Durch die Auswahl der passenden Bausteine können Sie die Besonderheiten und Vorlieben der Teilnehmenden berücksichtigen. Manchen Übungen sind um Varianten ergänzt, so dass sie leichter oder auch schwieriger werden.
Beachten Sie bitte, dass Pauschalaussagen zum Schwierigkeitsgrad einer Übung nicht zwangsläufig auch zu Ihren Teilnehmenden passen müssen. Wägen Sie immer selbst ab, welcher Schwierigkeitsgrad für Ihre Teilnehmenden bei welcher Übung angemessen ist. Wenn einzelne Übungen auch in der leichten Version zu schwierig erscheinen, dann verzichten Sie auf die Durchführung.

Sie kennen Ihre Teilnehmenden am besten!

Die Übungen zu einem Thema decken bestimmte Trainingsbereiche ab. Natürlich ist die Aufteilung in Trainingsbereiche theoretischer Natur. Es gibt keine Übung, die nur einen einzigen Trainingsbereich abdeckt.

Mit allen Sinnen: Die vorgestellten Übungseinheiten beginnen jeweils mit Vorschlägen für die Einbeziehung realer Gegenstände. Beim Anschauen und Betasten der Gegenstände werden Erinnerungen geweckt. Bei manchen Themen finden Sie weitere Vorschläge, um die Sinne im Verlauf des Gedächtnistrainings mit den realen Gegenständen zu aktivieren.

Assoziieren: Unser Gehirn ist den ganzen Tag damit beschäftigt, Informationen miteinander zu verknüpfen. Bei den Assoziationsübungen geht es darum, dieses Verknüpfen gezielt hervorzurufen.

Mit Fantasie: Übungen zu Fantasie und Kreativität fallen manchen Seniorinnen und Senioren schwer. Umso wichtiger ist es, diese Übungen in das Gedächtnistraining zu integrieren.

Musik: Musik verleiht dem Gedächtnistraining Leichtigkeit und weckt Emotionen. Für die Arbeit mit Menschen mit Demenz gilt die Musik als Königsweg, da sie fest mit Emotionen und Erinnerungen verknüpft ist.

In Worte fassen: Bei vielen Gedächtnistrainingübungen muss formuliert werden. Bei den Übungen mit dem Trainingsbereich „In Worte fassen“ wird diese Fähigkeit auch ganz gezielt trainiert.

Konzentrieren: Konzentration ist die Fähigkeit, die Aufmerksamkeit zu fokussieren.

Urteilen: Beim Urteilen geht es nicht darum, etwas zu wissen, sondern es geht darum, Wahrscheinlichkeiten abzuwägen.

Merken: Der Trainingsbereich, den die meisten zuerst mit Gedächtnistraining verbinden, ist ebenfalls Teil der vorgestellten Übungen.

Bewegung: Denken Sie immer daran, dass Bewegung das Gedächtnistraining erfolgreicher macht.

Struktur und Zusammenhang: Dinge einordnen, strukturieren und zuordnen zu können, ist eine wichtige Alltagsfertigkeit.

Worte finden: Leichte Wortfindungsstörungen können mit Wortfindungsübungen bekämpft werden.

Wissen: Im Leben gelerntes Wissen ist in unserem Langzeitgedächtnis verankert. Wissen, das abgerufen wird, bleibt einem länger erhalten.

Entspannung: Entspannende Elemente während des Gedächtnistrainings und ein entspannender Ausklang sind wichtig für ein gelungenes Gedächtnistraining.

IM REICH DER SINNE

Sehen, hören, riechen, schmecken und fühlen: So erfassen wir unsere Umwelt. Der Anblick einer bunten Blumenwiese. Der Duft von frisch gebackenem Apfelkuchen. Der Geschmack von süßer Schokolade. Der Klang von zarter Klaviermusik. Das Gefühl von weicher Seide auf der Haut. Unsere Sinne halten uns im Hier und Jetzt und schaffen gleichzeitig lebendige Erinnerungen.

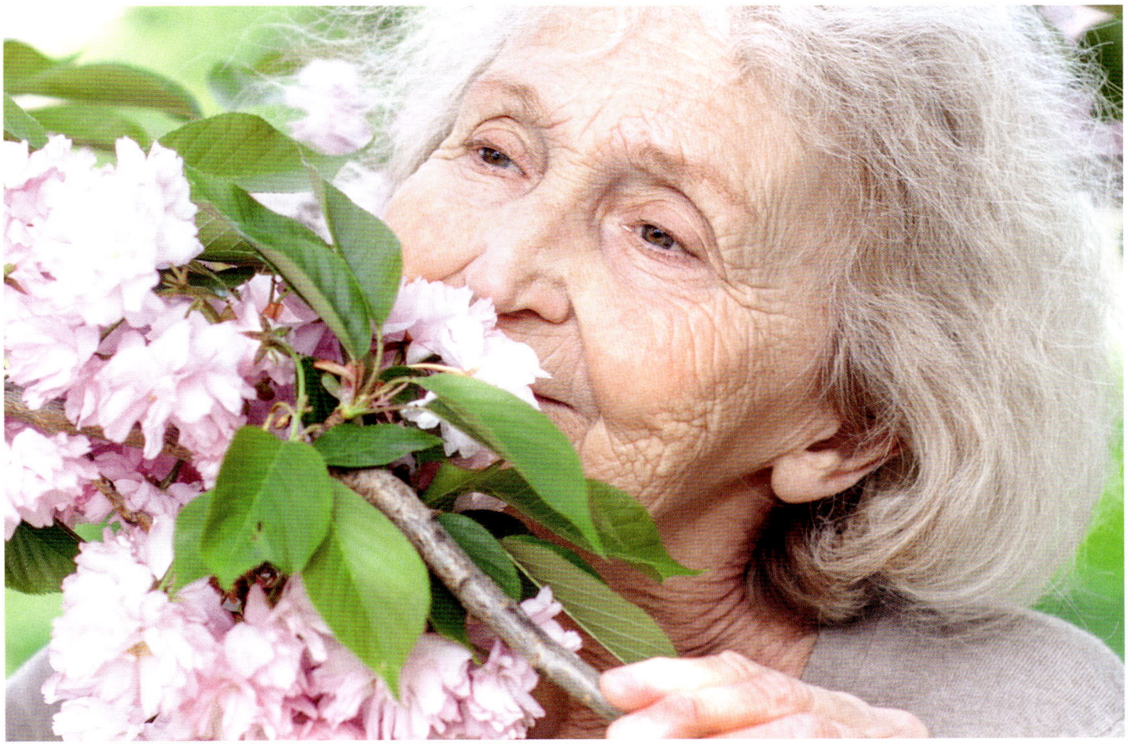

Düfte und biografische Anknüpfungspunkte

TRAININGSBEREICHE	*Mit allen Sinnen* *Assoziieren* *In Worte fassen* *Worte finden*
MATERIAL	*duftende Pflegeprodukte, z.B. Parfüm, Kölnisch Wasser, Aftershave,* *Duschgel*
ZEIT	*ca. 15 bis 20 Minuten*
VORBEREITUNG	*Das Material so platzieren, dass alle Teilnehmenden es gut sehen können.*

Durchführung

Duftende Pflegeprodukte werden in die Mitte des Tischs gelegt. Aufkeimende Gespräche können durch gezielte Fragestellungen oder das Vorlesen der Anekdote (s.u.) weiter angeregt werden.

Seien Sie sensibel bei Duftangeboten. Nicht jeder mag stark riechende Produkte. Klären Sie mögliche Abneigungen oder Allergien ab.

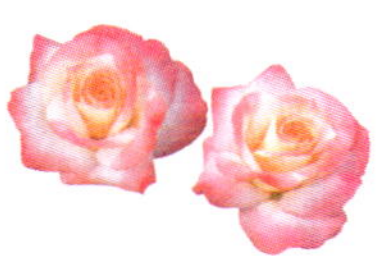

Beispiele für Fragen

- Benutzen Sie einen bestimmten Duft?
  Wenn ja:
  → Welchen?

- Woran erinnert Sie der Geruch von ...?
  → Zimt?
  → Heu?
  → einer Tankstelle?

- Welche Gerüche mögen Sie gern?

- Welche Gerüche mögen Sie überhaupt nicht?

- Benutzen Sie Kölnisch Wasser oder haben Sie es früher benutzt?
  Wenn nein:
  → Kennen Sie jemanden, der es benutzt oder benutzt hat?

Anekdote

Diese Anekdote kann vorgelesen werden, um bei den Teilnehmenden Erinnerungen zu wecken.

Es gibt einen bestimmten Geruch, der in mir ein wohliges Gefühl auslöst. Die wenigsten werden das verstehen. Dieser Geruch erinnert mich an den Keller im Haus meiner Eltern früher. Dort war es immer kalt, und es vermischten sich die Gerüche von abgelagertem Holz, eingelagerten Kartoffeln und Staub. Die wenigsten Menschen würden diesen Geruch als angenehm empfinden, aber für mich ist er etwas ganz Besonderes.

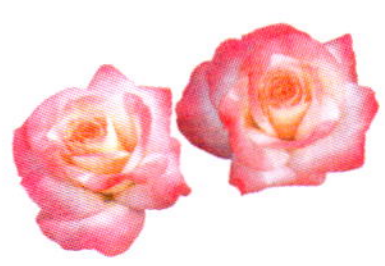

Variante ohne Material

Durchführung

Die Teilnehmenden betrachten eines der folgenden Bilder anstelle des Materials.

- Fragen Sie, was die Teilnehmenden auf dem Bild sehen. Fragen Sie auch nach Einzelheiten und ob das Bild etwas Bekanntes darstellt.
- Wenn die Teilnehmenden das Bild nicht sehen können ODER wenig bis gar nicht sprechen, dann beschreiben Sie das Bild aus Ihrer Perspektive so genau wie möglich.

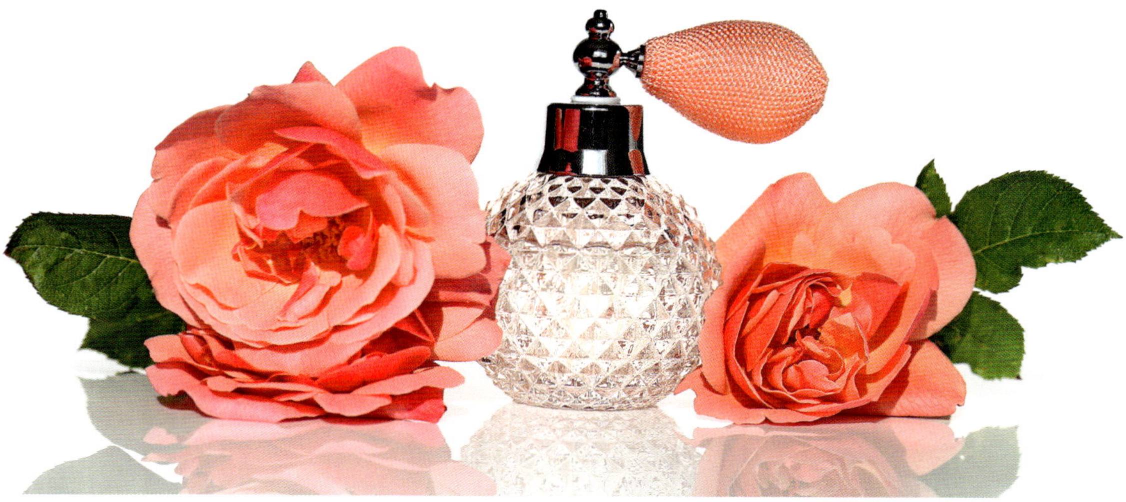

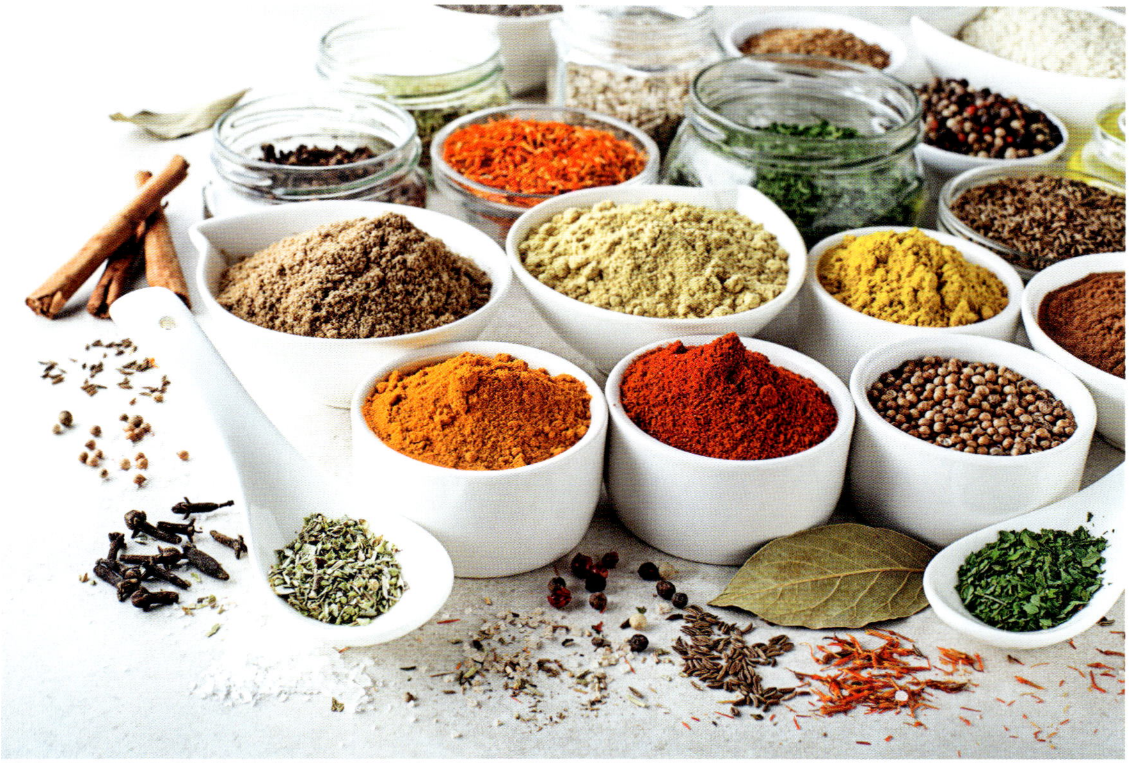

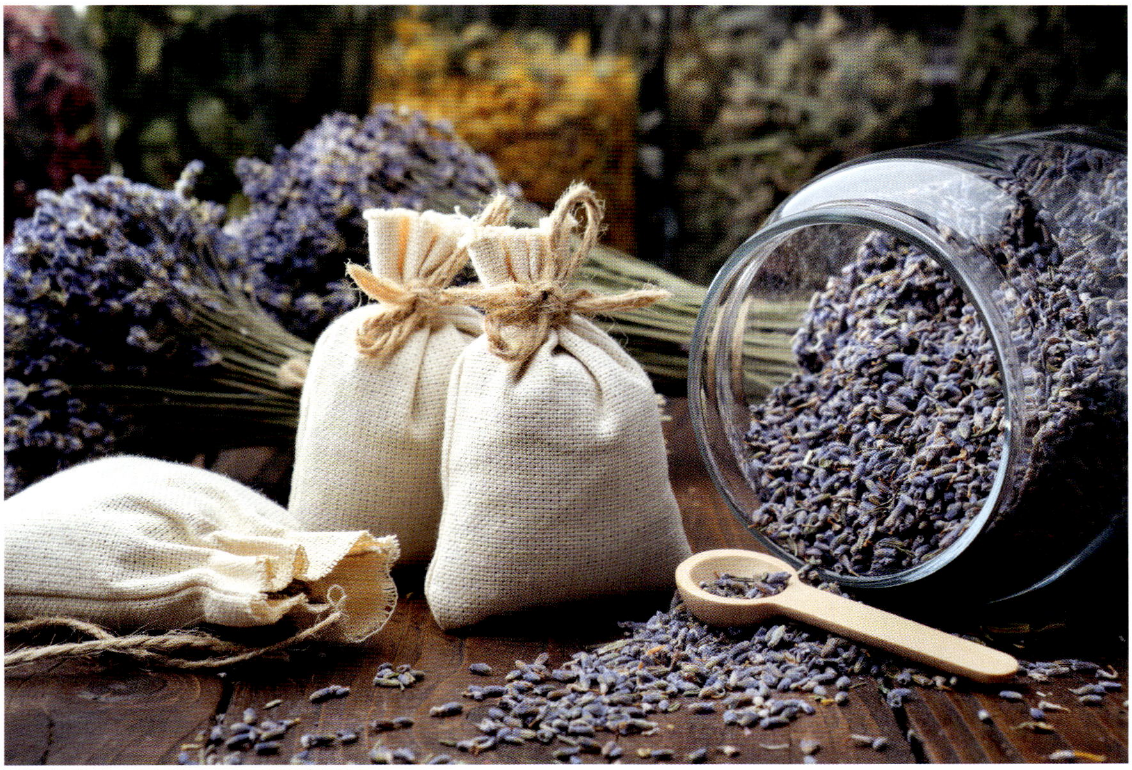

Passendes Adjektiv gesucht

TRAININGSBEREICHE	*Worte finden* *Konzentrieren* *Assoziieren*
MATERIAL	*keins*
ZEIT	*ca. 5 bis 10 Minuten*
VORBEREITUNG	*keine*

Durchführung

Lesen Sie die unten stehenden Fragen vor. Die Teilnehmenden nennen jeweils ein passendes Adjektiv.
Die Fragen können reihum an einzelne Teilnehmende gestellt werden oder an die ganze Gruppe gemeinsam.

Wie schmeckt ...?

1. Zitrone
2. Salami
3. Brot
4. Sekt
5. Sahne
6. Gewürzgurke
7. Vanilleeis
8. Schokolade
9. Tee
10. Wasser

Wie riecht ...?

1. Heu
2. Kaffee
3. Orange
4. Lavendel
5. Kölnisch Wasser
6. Zimt
7. Essig
8. Benzin
9. Holz
10. Bier

Wie fühlt sich ... an?

1. Leder
2. Seide
3. Stroh
4. Beton
5. Wolle
6. Feder
7. Porzellan
8. Reis
9. Baumrinde
10. Badeschaum

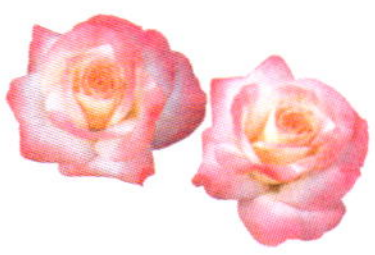

Duftmassage

TRAININGSBEREICH	*Entspannung*
MATERIAL	*Cremes oder Öle mit unterschiedlichen Duftnoten, CD mit entspannender Musik und CD-Player*
ZEIT	*ca. 5 Minuten*
VORBEREITUNG	*CD-Player mit CD bereitstellen*

Durchführung

Bringen Sie verschiedene Cremes oder Öle mit unterschiedlichen Duftnoten mit. Die Teilnehmenden suchen sich jeweils eine Creme oder ein Öl aus. Bei entspannender Musik reibt jeder seine Hände mit der ausgesuchten Creme ein. Hierbei sollte jeder Finger einzeln und intensiv bedacht werden. Die Cremes werden langsam einmassiert. Dabei konzentrieren sich die Teilnehmenden auf den Duft und das glatte Gefühl an Fingern, Handrücken und Handflächen.

Seien Sie sensibel bei Duftangeboten. Nicht jeder mag stark riechende Produkte. Klären Sie mögliche Abneigungen oder Allergien ab.

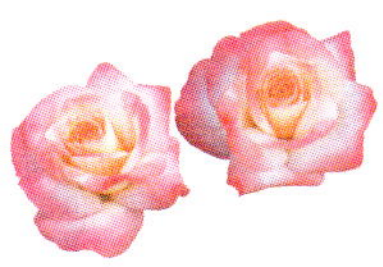

Eigenschaften: Hören und Sehen

TRAININGSBEREICHE	*Assoziieren* *Worte finden* *Wissen*
MATERIAL	*keins*
ZEIT	*ca. 5 Minuten*
VORBEREITUNG	*keine*

Durchführung

Bitten Sie die Teilnehmenden, etwas zu nennen, das die folgenden Eigenschaften haben kann:

Hören	Beispiele
Etwas, das sich laut anhört: …	→ Schlagzeug
Etwas, das sich leise anhört: …	→ das Fallen einer Stecknadel
Etwas, das sich schrill anhört: …	→ Glocke
Etwas, das sich quietschig anhört: …	→ Fingernägel auf einer Tafel
Etwas, das sich hoch anhört: …	→ Triangel
Etwas, das sich tief anhört: …	→ das Hupen eines großen Schiffs

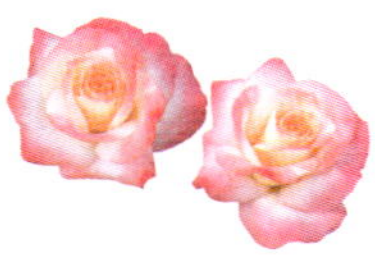

Sehen

Etwas, das schön aussieht: …
Etwas, das gruselig aussieht: …
Etwas, das niedlich aussieht: …
Etwas, das elegant aussieht: …
Etwas, das köstlich aussieht: …
Etwas, das krumm aussieht: …

Beispiele

→ Rose
→ Gespenst
→ Welpe
→ Abendkleid
→ Torte
→ Banane

Natürlich können Sie die Eigenschaften auch um die anderen Sinne erweitern:

Riechen

Etwas, das duftet: …
Ewas, das stinkt: …
Etwas, das müffelt: …

Beispiele

→ Rose
→ Misthaufen
→ Mottenkugeln

Schmecken

Etwas, das süß schmeckt: …
Etwas, das sauer schmeckt: …
Etwas, das salzig schmeckt: …

Beispiele

→ Schokolade
→ Zitrone
→ Chips

Fühlen

Etwas, das weich ist: …
Etwas, das rau ist: …
Etwas, das glatt ist: …

Beispiele

→ Teddybär
→ Schleifpapier
→ Murmel

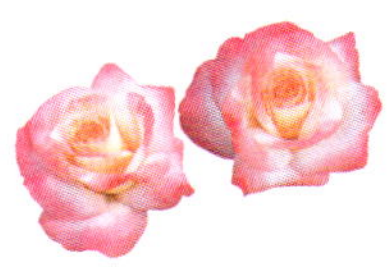

Wie kam es zu der Situation?

TRAININGSBEREICHE	*Mit Fantasie* *Worte finden* *Assoziieren* *In Worte fassen*
MATERIAL	*keins*
ZEIT	*ca. 10 Minuten*
VORBEREITUNG	*keine*

Durchführung

Lesen Sie die folgenden Situationsbeschreibungen vor und bitten Sie die Teilnehmenden, kreative Vorschläge zu machen, wie es zu jeder Situation gekommen sein könnte. Pro Situation können mehrere Vorschläge gemacht werden.

Sie treffen auf folgende Situation:

1. In einer Autowerkstatt riecht es intensiv nach Orangen.

2. Im neuen Opernhaus halten sich heute alle Anwesenden die Ohren zu, weil sie den Lärm nicht ertragen.

3. Der Kuchen von Tante Irmtraud schmeckt heute sehr bitter.

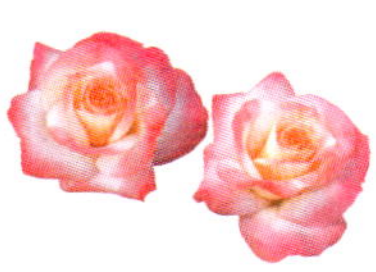

Beispiele

1. Ein Laster mit einer Orangenlieferung hatte einen Unfall und wird gerade repariert.

2. Es sind noch nicht alle Bauarbeiten abgeschlossen, und diese sind sehr laut.

3. Tante Irmtraud hat statt Zesten der Orangenschale die ganze Orangenschale kleingeschnitten in ihren Kuchen gegeben.

Vielleicht fallen den Teilnehmenden weitere kuriose Situationen ein. Lassen Sie erzählen.

Optische Täuschung

TRAININGSBEREICH	*Konzentrieren*
MATERIAL	*keins*
ZEIT	*ca. 2 Minuten*
VORBEREITUNG	*keine*

Durchführung

Die Teilnehmenden betrachten die Bilder und diskutieren darüber, was sie sehen.

1. Kopf eines Hasen oder Kopf einer Ente
2. Schmetterling oder zwei Köpfe
3. Kelch/Pokal oder zwei Köpfe

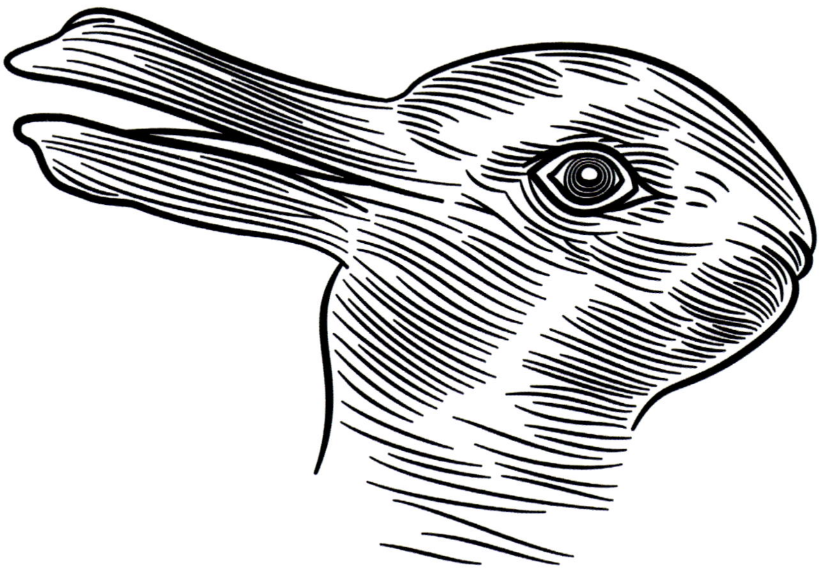

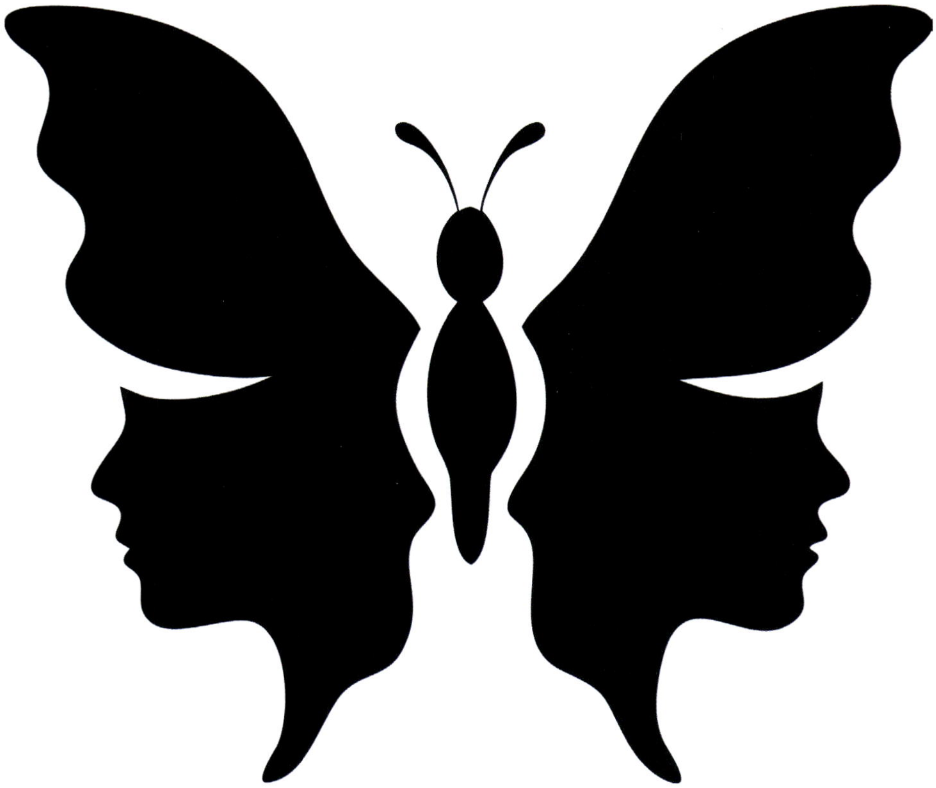

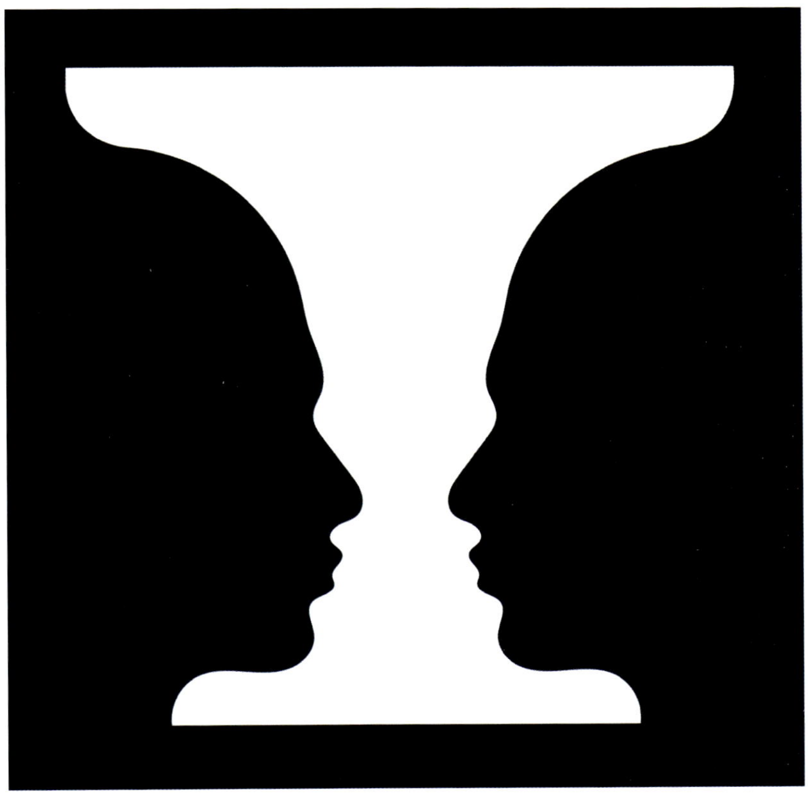

Verkaufsargumente

TRAININGSBEREICHE	*In Worte fassen* *Worte finden*
MATERIAL	*keins*
ZEIT	*ca. 10 Minuten*
VORBEREITUNG	*keine*

Durchführung

Bitten Sie die Teilnehmenden reihum, einen Werbeslogan oder ein Verkaufsargument für die folgenden Produkte zu finden. Pro Produkt sollen so viele Verkaufsargumente oder Slogans wie möglich gefunden werden.

- eine Sonnenbrille mit roten Gläsern
- ein Seidenschal mit Blumenmotiv
- ein Parfüm mit Erdbeerduft
- ein Kaugummi mit Schokoladengeschmack
- eine CD mit Aufnahmen von Motorengeräuschen

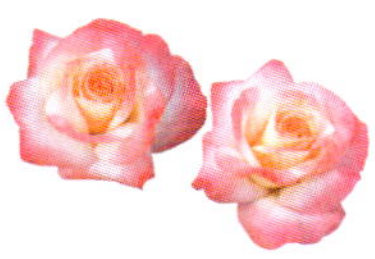

Beispiele

- Sonnenbrille mit roten Gläsern:
  Mit dieser Brille wird Ihre Welt rosarot!
- Seidenschal mit Blumenmotiv:
  Tragen Sie den Frühling um Ihren Hals. Auch bei Regen.
- Parfüm mit Erdbeerduft
  Riechen Sie zum Anbeißen. Frisch, fruchtig und besonders.
- Kaugummi mit Schokoladengeschmack
  Schokolade genießen und Kalorien sparen. Wer will das nicht?
- CD mit Aufnahmen von Motorengeräuschen:
  Für Autofreaks genau das Richtige. Weil man nicht immer auf der Straße sein kann.

Leichte Variante

Durchführung

Besprechen Sie mit den Teilnehmenden, wer ein solches Produkt kaufen könnte und warum.

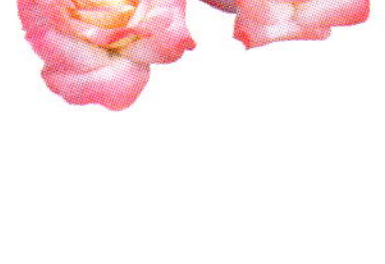

Aussagen rund um unsere Sinne beurteilen

TRAININGSBEREICHE	*Urteilen* *Wissen* *Konzentrieren*
MATERIAL	*keins*
ZEIT	*ca. 5 Minuten*
VORBEREITUNG	*keine*

Durchführung

Lesen Sie die folgenden Behauptungen langsam vor und bitten Sie die Teilnehmenden zu entscheiden: Sind die Aussagen wahr? Oder falsch?
Wer glaubt, eine Aussage sei richtig, hebt die Hand. Raten ist ausdrücklich erwünscht!

- Das Bild der Umgebung auf der Netzhaut des menschlichen Auges ist seitenverkehrt.
  → **Richtig.** (Kopfüber und seitenverkehrt.)

- Wenn wir spüren, dass ein Seidentuch unseren Arm streift, tun wir das mit unserer haptischen Wahrnehmung.
  → **Falsch.** (Richtig: taktile Wahrnehmung. Die haptische Wahrnehmung umfasst das tastende Begreifen.)

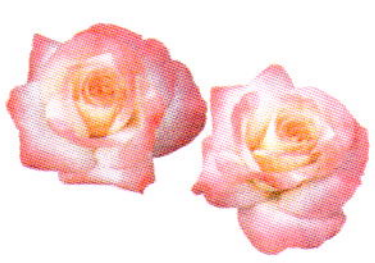

- Tusuni ist eine Geschmacksrichtung, die gemeinhin weniger bekannt ist.
  → **Falsch**. (Richtig: Umami. Dies bezeichnet einen vollmundigen, herzhaften, intensiven Geschmack.)

- Schätzungen gehen davon aus, dass Menschen über eine Billion Gerüche unterscheiden können.
  → **Richtig.**

- Wir haben zwischen 300 und 600 Millionen Hautrezeptoren, die uns beim Tasten helfen.
  → **Richtig.**

- Der „Sattel“ ist ein Teil des menschlichen Ohrs.
  → **Falsch.** (Richtig: Steigbügel. Außerdem gibt es den Amboss und den Hammer als Teile des menschlichen Ohrs.)

- Leonardo da Vinci erforschte das menschliche Auge.
  → **Richtig.**

- Das Ohr des Menschen ist wichtig für das Gleichgewicht.
  → **Richtig.**

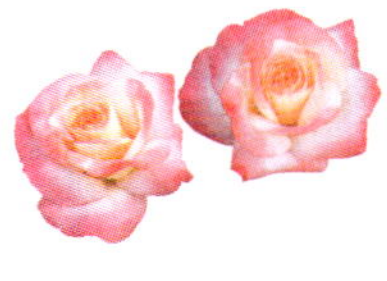

Farben merken

TRAININGSBEREICHE	*Merken* *Konzentrieren*
MATERIAL	*keins*
ZEIT	*ca. 2 Minuten*
VORBEREITUNG	*keine*

Durchführung

Zeigen Sie den Teilnehmenden das Bild eine Minute lang. Die Teilnehmenden prägen sich die Farben und Symbole ein. Anschließend stellen Sie folgende Fragen, und die Teilnehmenden versuchen, diese zu beantworten.

- Welches Symbol ist vor einem roten Hintergrund abgebildet?
- Welche Farbe hat das Auge?
- Welches Symbol ist gelb?
- Welche Farbe hat der abgebildete Sonnenschirm?
- Welches Symbol hat einen pinkfarbenen Hintergrund?

Leichte Variante

Durchführung

Stellen Sie eine Frage nach der anderen und zeigen Sie den Teilnehmenden nach jeder Frage das Bild. Die Teilnehmenden beantworten dann die Frage.

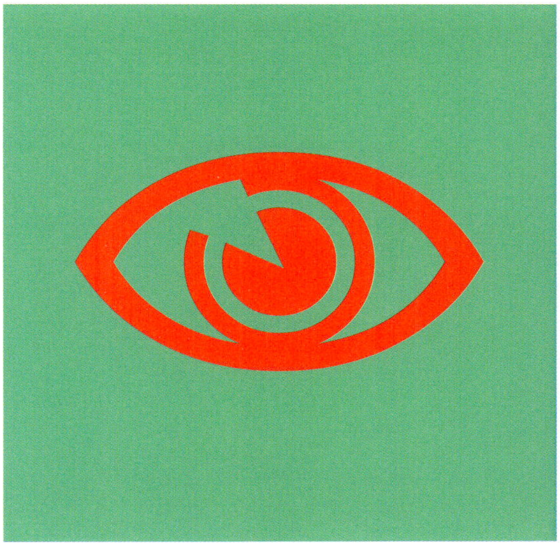

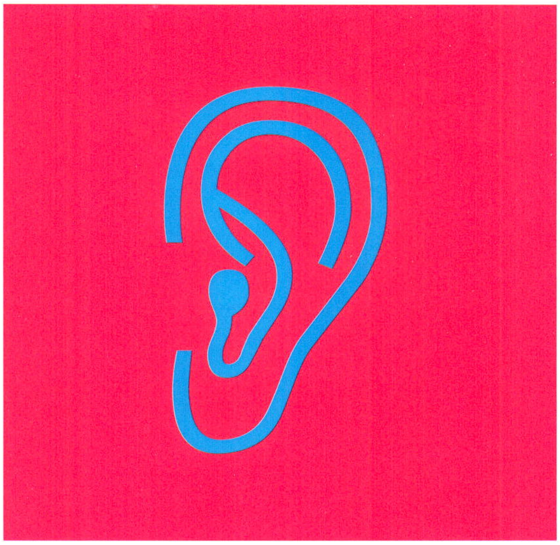

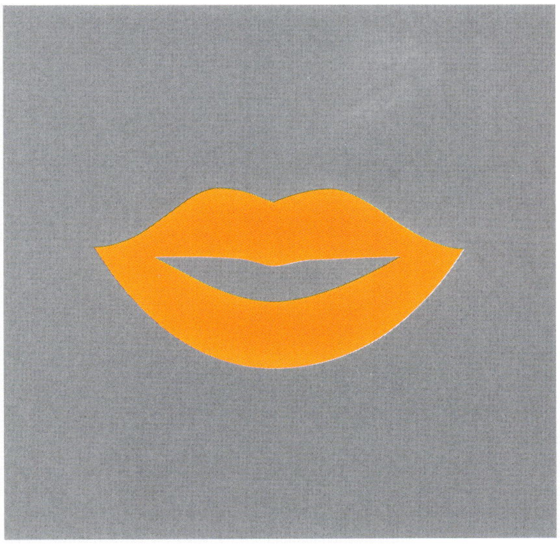

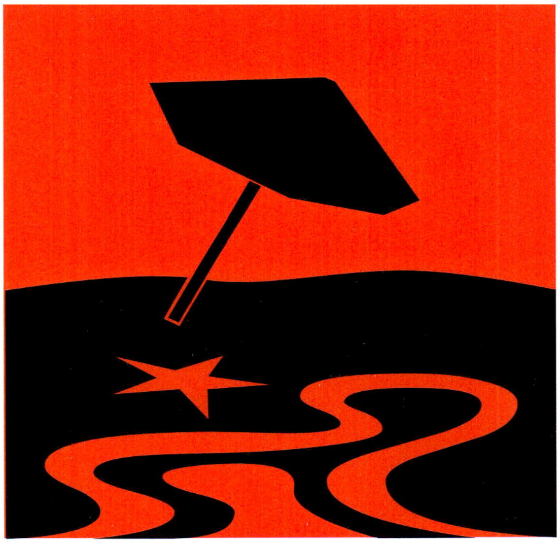

Verdrehte Sprichwörter und Redensarten

TRAININGSBEREICHE	*Wissen* *Konzentrieren* *Worte finden*
MATERIAL	*keins*
ZEIT	*ca. 4 Minuten*
VORBEREITUNG	*keine*

Durchführung

Lesen Sie nacheinander die fehlerhaften Redensarten und Sprichwörter vor. Die Teilnehmenden korrigieren gemeinsam jeden Satz.

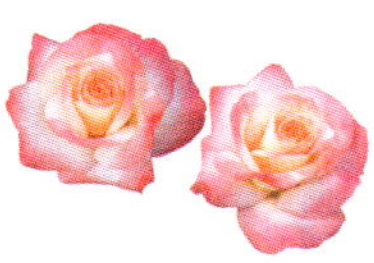

Redensarten und Sprichwörter

1. Den See vor lauter Wasser nicht sehen.
2. Ein Spatz hackt dem anderen kein Auge aus.
3. Goldauge sei wachsam.
4. Das passt wie die Hand aufs Auge.
5. Auch ein blindes Huhn findet mal 'nen Wurm.
6. Einem gestohlenen Gaul schaut man nicht ins Maul.
7. In der Not schmeckt der Wein auch ohne Glas.
8. Liebe geht durch die Leber.
9. Wenn es am schlechtesten schmeckt, soll man aufhören.
10. Wer nicht riechen will, muss fühlen.

Lösung

1. Den Wald vor lauter Bäumen nicht sehen.
2. Eine Krähe hackt der anderen kein Auge aus.
3. Holzauge sei wachsam.
4. Das passt wie die Faust aufs Auge.
5. Auch ein blindes Huhn findet mal ein Korn.
6. Einem geschenkten Gaul schaut man nicht ins Maul.
7. In der Not schmeckt die Wurst auch ohne Brot.
8. Liebe geht durch den Magen.
9. Wenn es am schönsten ist, soll man aufhören.
10. Wer nicht hören will, muss fühlen.

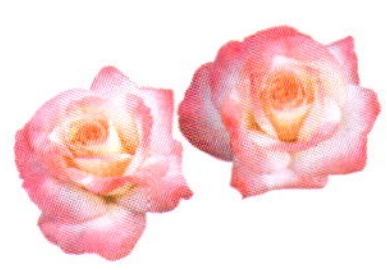

Welcher Sinn?

TRAININGSBEREICHE	*Bewegung* *Konzentrieren*
MATERIAL	*keins*
ZEIT	*ca. 5 Minuten*
VORBEREITUNG	*keine*

Durchführung

Nennen Sie verschiedene Geschmacksrichtungen, Geräusche, Tastempfindungen und Farben durcheinander. Die Teilnehmenden machen jeweils eine Bewegung, mit der sie symbolisieren, ob man das Genannte schmecken, hören, fühlen oder sehen kann.

Beispiele

schmecken→ süß, sauer, bitter, scharf, salzig
hören→ Pfiff, Knall, Gesang, Musik, Stimmen
fühlen→ weich, hart, rau, glatt, samtig
sehen→ Rot, Grün, Blau, Gelb, Schwarz

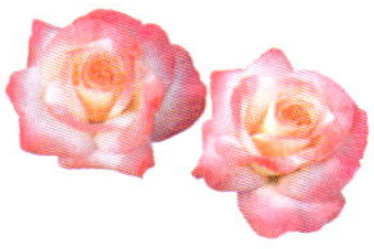

Bewegungen

schmecken → auf den Mund zeigen
hören → Hände ausgestreckt hinter die Ohren halten
fühlen → Hände nach vorn strecken und in die Luft greifen
sehen → mit den Händen ein Fernglas imitieren und vor die Augen halten

Leichte Variante

Durchführung

Die Antworten werden laut ausgesprochen und mit der Bewegung verknüpft.

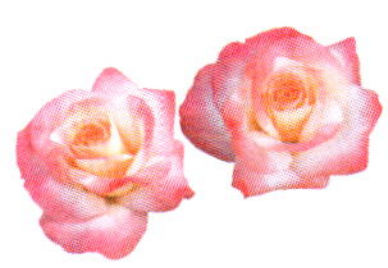

Sammlung: Lieder mit Farben

TRAININGSBEREICHE	*Musik* *Assoziieren* *Worte finden*
MATERIAL	*Flipchart, Tafel oder Zettel*
ZEIT	*ca. 9 Minuten*
VORBEREITUNG	*keine*

Durchführung

Sammeln Sie Lieder, in denen Farben vorkommen. Notieren Sie die Titel auf Flipchart, Tafel oder Zettel.
Auf Wunsch können die Teilnehmenden die Lieder ansingen und Erinnerungen dazu austauschen.

Beispiele

- Blau, blau, blau blüht der Enzian
- Rote Lippen, rote Rosen, roter Wein
- Ich hab ein knallrotes Gummiboot
- Weiße Rosen aus Athen
- Von den blauen Bergen kommen wir

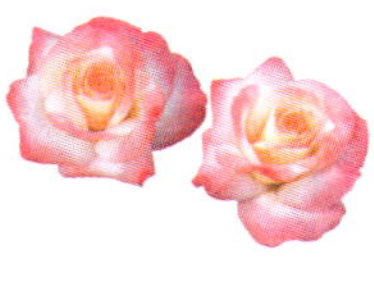

Zusammengesetzte Wörter umschreiben

TRAININGSBEREICHE	*Worte finden* *In Worte fassen* *Konzentrieren* *Mit Fantasie*
MATERIAL	*Wortkarten*
ZEIT	*ca. 7 Minuten*
VORBEREITUNG	*Wortkarten kopieren und ausschneiden. Nach Möglichkeit für den mehrfachen Gebrauch laminieren.*

Durchführung

Die Wortkarten werden verdeckt ausgelegt. Ein Teilnehmer zieht eine Karte. Darauf steht ein zusammengesetztes Wort. Er liest das Wort für sich, ohne dass die anderen es sehen bzw. hören, und legt die Karte verdeckt vor sich ab. Nun erklärt bzw. umschreibt er sein Wort, ohne es zu nennen. Die anderen müssen das Wort erraten. Hierbei bietet es sich an, die beiden Teile des zusammengesetzten Wortes einzeln zu erklären.
Wenn das Wort erraten wurde, ist der nächste Teilnehmer an der Reihe.

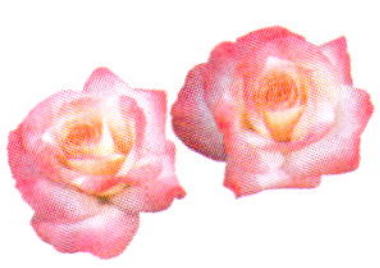

Leichte Variante

Durchführung

Unschreiben Sie die Wörter. Die Teilnehmenden versuchen zu erraten, welches Wort gesucht ist.
Die Übung kann weiter vereinfacht werden, indem der Teil des Wortes, der schon erraten wurde, auf Flip-Chart, Tafel oder Zettel notiert wird.

Ohrwurm	Augenarzt
Riechkolben	Zungenbrecher
Augenzeuge	Ohrmuschel

Augapfel	Brillenschlange
Nasenflügel	Riechsalz
Mundhöhle	Geschmacks- frage
Nasenbär	Schweißgeruch
Hautcreme	Badekugel

Gemeinsames Singen: „Horch, was kommt von draußen rein?“

TRAININGSBEREICHE	*Musik* *Entspannung*
MATERIAL	*auf Wunsch Kopien vom Liedtext*
ZEIT	*ca. 5 Minuten*
VORBEREITUNG	*keine*

Durchführung

Gemeinsames Singen des Liedes „Horch, was kommt von draußen rein“. Im Anschluss wird mit den Teilnehmenden überlegt: Welche Sinne sind in den einzelnen Strophen angesprochen?

Lösung

1. Strophe: horchen, schauen → **Hören und Sehen**
2. Strophe: sagen, reden, schweigen → **Hören**
3. Strophe: sich zurückziehen → **nichts wahrnehmen wollen**

Horch, was kommt von draußen rein

Horch, was kommt von draußen rein? Hollahi, hollaho!
Wird wohl mein Feinsliebchen sein. Hollahiaho!
Geht vorbei und schaut nicht rein, hollahi, hollaho,
wird‘s wohl nicht gewesen sein. Hollahiaho!

Leute haben's oft gesagt, hollahi, hollaho,
was ich für'n Feinsliebchen hab. Hollahiaho!
Lass sie reden, schweig fein still, hollahi, hollaho,
kann ja lieben, wen ich will. Hollahiaho!

Wenn mein Liebchen Hochzeit hat, hollahi, hollaho,
ist für mich ein Trauertag. Hollahiaho!
Geh ich in mein Kämmerlein, hollahi, hollaho,
trage meinen Schmerz allein. Hollahiaho!

Wenn ich dann gestorben bin, hollahi, hollaho,
trägt man mich zum Grabe hin. Hollahiaho!
Setzt mir keinen Leichenstein, hollahi, hollaho,
pflanzt mir drauf Vergissnichtmein. Hollahiaho!

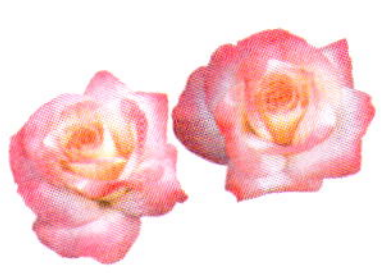

Umschriebene Sinne

TRAININGSBEREICHE	*Worte finden* *Konzentrieren* *Wissen*
MATERIAL	*keins*
ZEIT	*ca. 2 Minuten*
VORBEREITUNG	*keine*

Durchführung

Lesen Sie nacheinander die folgenden Umschreibungen vor. Die Teilnehmenden sagen, welcher Sinn gebraucht wird.

Damit erkenne ich, ob es hell oder dunkel ist. → **Sehen**
Damit weiß ich, ob jemand an der Tür klingelt. → **Hören**
Damit merke ich, ob die Suppe versalzen ist. → **Schmecken**
Damit spüre ich, ob das Wasser warm oder kalt ist. → **Fühlen**
Damit nehme ich den Duft von Rosen wahr. → **Riechen**
Damit erkenne ich die Gesichter meiner Freunde. → **Sehen**
Damit nehme ich ein Gewitter mit Donner wahr. → **Hören**
Damit merke ich, ob ein Bonbon süß oder sauer ist. → **Schmecken**
Damit erfahre ich, ob meine Schuhe drücken. → **Fühlen**
Damit bemerke ich, ob frisch gebackenes Brot im Ofen liegt, ohne die Küche zu betreten. → **Riechen**

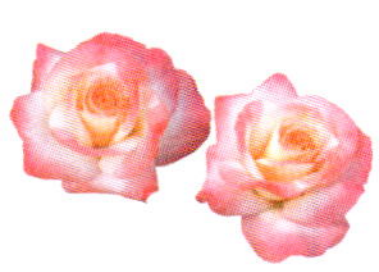

Witz: Geruch

TRAININGSBEREICH	*Entspannung*
MATERIAL	*keins*
ZEIT	*ca. 1 Minute*
VORBEREITUNG	*keine*

Durchführung

Lesen Sie folgenden Witz vor:

Eine ältere Dame geht zum Arzt: „Herr Doktor, ich muss sehr oft pupsen. Zum Glück sind die Pupse lautlos und riechen auch nicht. Sie haben es nicht gemerkt, aber seit ich hier sitze, habe ich schon viel gepupst."
Der Arzt schreibt ihr Tabletten auf.
Eine Woche später kommt die Dame wieder zum Arzt: „Herr Doktor! Es ist schlimmer geworden. Jetzt stinken die Pupse ganz fürchterlich!"
Der Arzt sagt: „Sehr gut. Ihre Nase funktioniert wieder. Jetzt schreibe ich Ihnen etwas für Ihr Gehör auf!"

Vielleicht kennen die Teilnehmenden weitere Witze. Fragen Sie in die Runde.

Mag ich das?

TRAININGSBEREICH	*Mit Fantasie*
MATERIAL	*keins*
ZEIT	*ca. 3 Minuten*
VORBEREITUNG	*keine*

Durchführung

Nennen Sie verschiedene Sinneserfahrungen. Die Teilnehmenden stellen sich vor, diese Sinneserfahrung zu machen. Wenn die Teilnehmenden das Genannte mögen, dann heben sie die Hand.

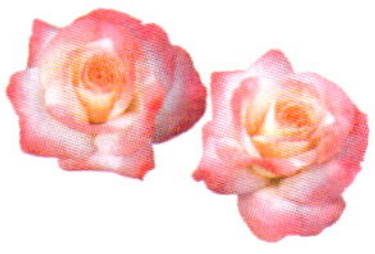

FÜHLEN	SCHMECKEN	HÖREN	RIECHEN
Sand, der durch die Finger rieselt	saure Gurken	tropfender Wasserhahn	frisch geteertes Straßenpflaster
warmer Matsch zwischen den Zehen	Lakritz	Läuten der Kirchenglocken	Pferdestall
glatter, kalter Marmortisch	Oliven	Rattern eines Zuges	frische Farbe
nasse Haare nach dem Duschen	Pampelmuse	Pfeifen eines Wasserkochers	frischer Hefeteig
Seifenschaum in den Händen	Bitterschokolade	Hupen im Straßenverkehr	Tankstelle
warmer Wind im Gesicht	Rhabarber	Zirpen von Grillen	Metzgerei
raue Baumrinde	Sauerkraut	knarrende Holzdielen	Kerzenrauch nach dem Ausblasen
warmer Stein in der Sonne	Knoblauch	Knistern einer Schallplatte	nasses Laub
eiskaltes Wasser an den Händen	Waldmeister	Quaken von Fröschen am Teich	Leder in einem Schuhladen
glatte Glaskugel	geräucherter Fisch	Ticken einer Standuhr	Keller

Im Anschluss können Sie mit den Teilnehmenden darüber ins Gespräch kommen, welche ungewöhnlichen Dinge sie gerne fühlen, schmecken, hören oder riechen.

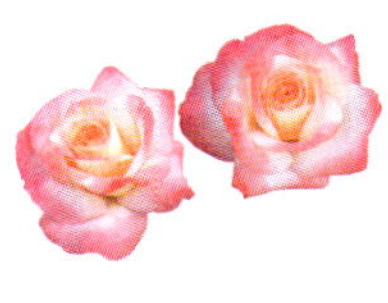

LEIBSPEISEN

Nichts wärmt Körper und Seele so sehr wie eine warme Mahlzeit. Kein Wunder also, dass Essen in unserem Leben einen ganz besonderen Platz einnimmt. Ob dampfende Suppen und herzhafte Eintöpfe, knusprige Braten, knackiges Gemüse oder süße Desserts, die Kindheitserinnerungen wachrufen – gutes Essen berührt uns auf vielen Ebenen.

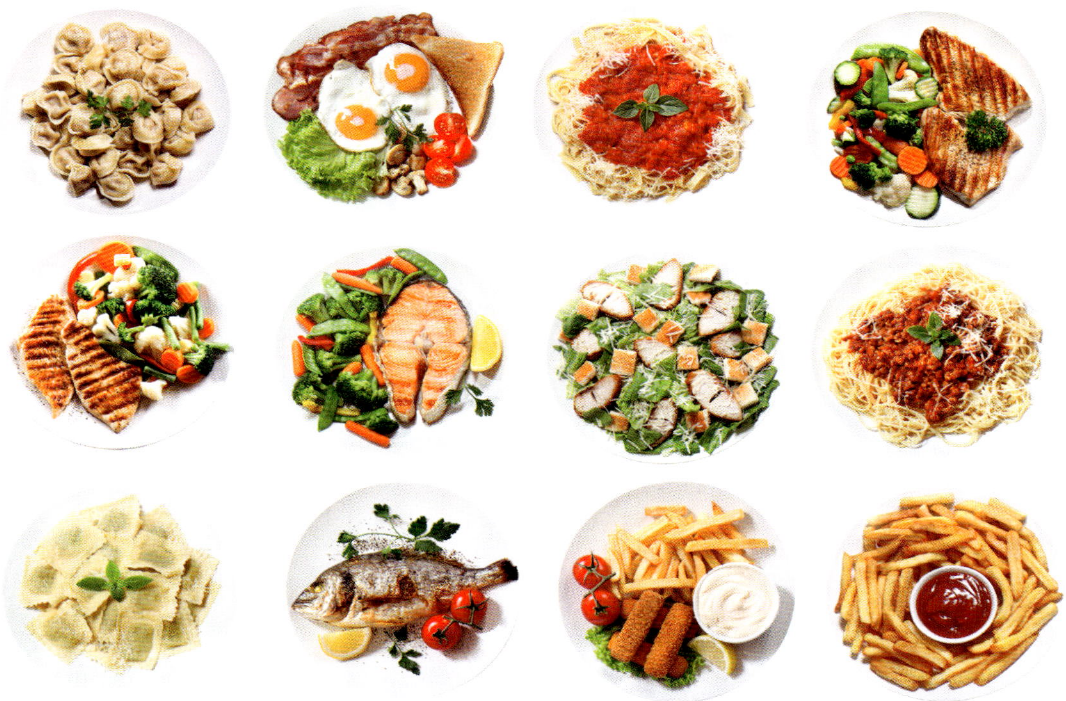

Leibspeisen und biografische Anknüpfungspunkte

TRAININGSBEREICHE	*Mit allen Sinnen* *Assoziieren* *In Worte fassen* *Worte finden*
MATERIAL	*Materialien rund ums Kochen, z.B. Kochtopf, Pfanne, Pfannenwender, Holzlöffel, Suppenkelle*
ZEIT	*ca. 15 bis 20 Minuten*
VORBEREITUNG	*Das Material so platzieren, dass alle Teilnehmenden es gut sehen können.*

Durchführung

Materialien rund ums Kochen werden in die Mitte des Tischs gelegt. Entstehende Gespräche können durch gezielte Fragestellungen oder das Vorlesen der Anekdote (s.u.) angeregt werden.

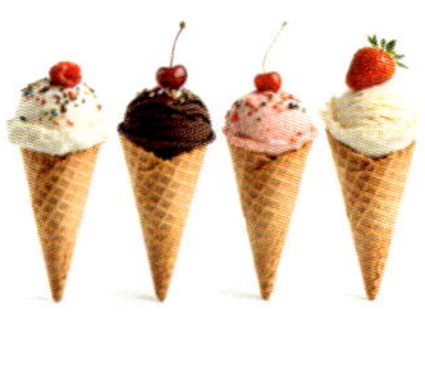

Beispiele für Fragen

- Kochen Sie gerne bzw. haben Sie gerne gekocht?
- Wer ist bei Ihnen bzw. war bei Ihnen fürs Kochen zuständig?
- Haben Sie früher Vorräte angelegt?
  Wenn ja:
  → Welche Vorräte wurden angelegt?
  → Wo wurden die Vorräte aufbewahrt?
- Gab oder gibt es spezielle Rezepte zum Einkochen oder Haltbarmachen in Ihrer Familie?
- Was ist Ihre Leibspeise?
- Gibt es Gerichte, die Sie gar nicht mögen?

Anekdote

Diese Anekdote kann vorgelesen werden, um bei den Teilnehmenden Erinnerungen zu wecken.

Sonntags haben wir immer bei meiner Großmutter gegessen. Dort gab es Braten mit Rotkohl und Knödeln. Ich habe den Rotkohl geliebt. Leider hat meine Großmutter immer Bratensoße über den Rotkohl gegossen – obwohl ich dagegen protestiert habe. Deshalb mochte ich den Rotkohl nicht mehr. Aufessen musste ich trotzdem. Meine Kinder mussten später niemals etwas essen, das sie nicht mochten.

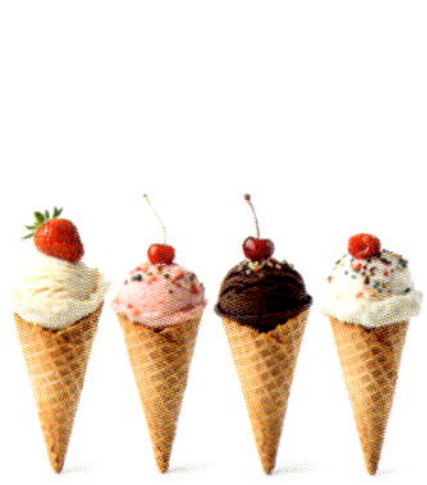

Variante ohne Material

Durchführung

Die Teilnehmenden betrachten eines der folgenden Bilder anstelle des Materials.

- Fragen Sie, was die Teilnehmenden auf dem Bild sehen. Fragen Sie auch nach Einzelheiten und ob das Bild etwas Bekanntes darstellt.
- Wenn die Teilnehmenden das Bild nicht sehen können ODER wenig bis gar nicht sprechen, dann beschreiben Sie das Bild aus Ihrer Perspektive so genau wie möglich.

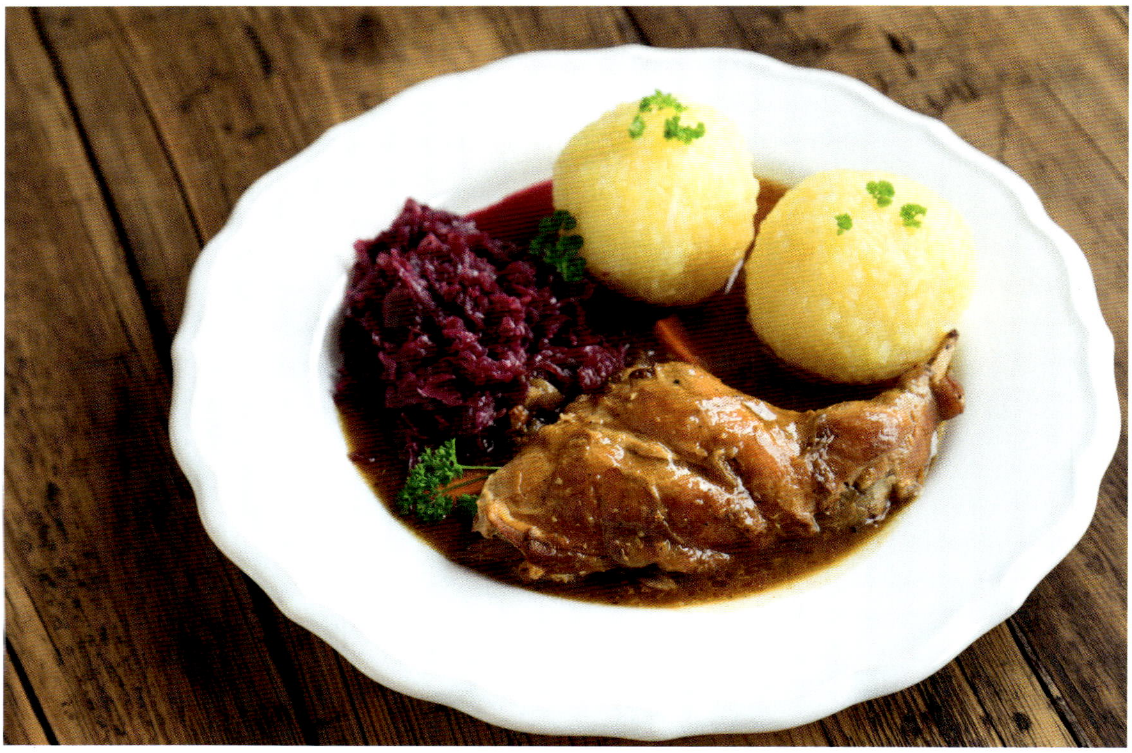

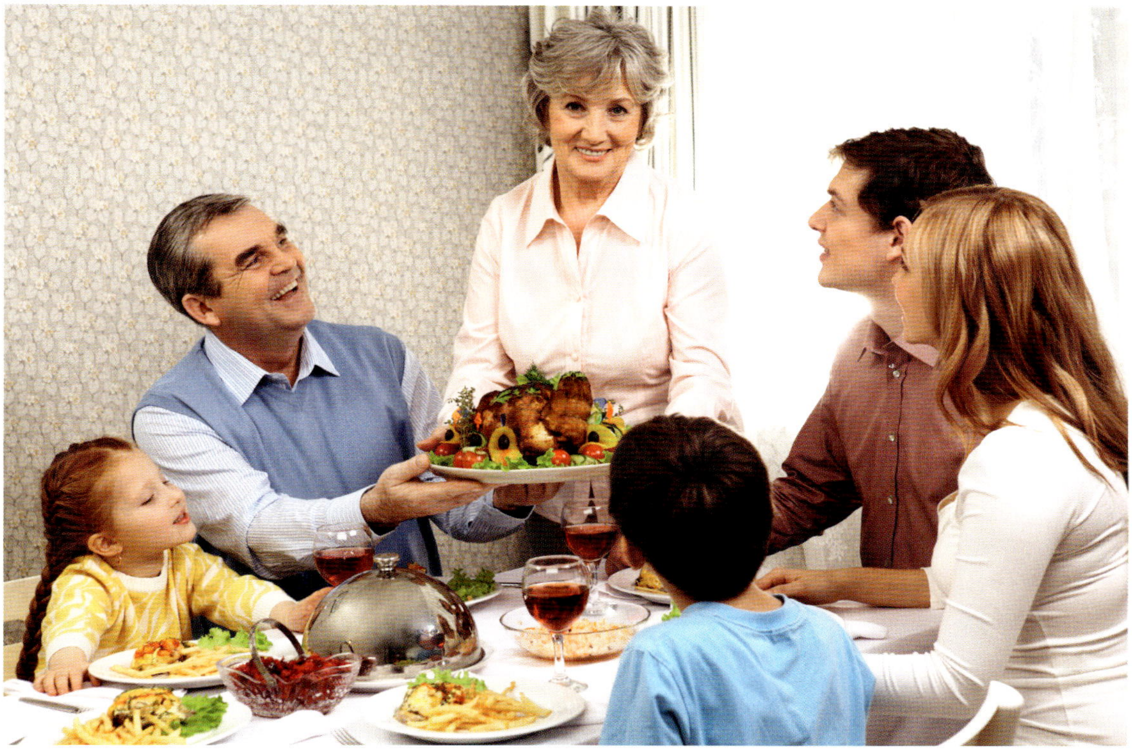

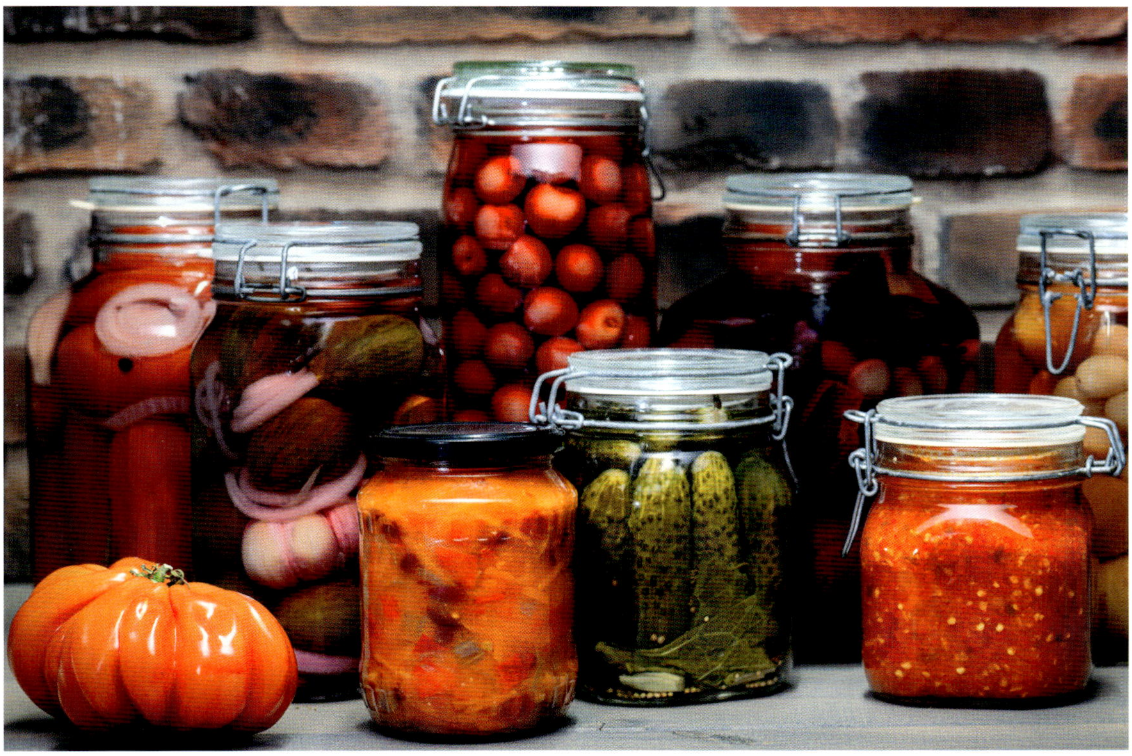

Was ist im Kuchen drin?

TRAININGSBEREICHE	*Mit Fantasie* *Worte finden* *Assoziieren* *In Worte fassen*
MATERIAL	*Buntstifte, vergrößerte Kopien des Ausmalbildes*
ZEIT	*ca. 15 Minuten*
VORBEREITUNG	*Ausmalbild für jeden Teilnehmenden vergrößert kopieren und Buntstifte bereitlegen*

Durchführung

Verteilen Sie die Ausmalbilder und bitten Sie die Teilnehmenden, sich zu überlegen, aus welchen „Schichten“ die Torte bestehen könnte und welche Zutaten verwendet wurden. Jeder Teilnehmer malt sein Bild nach seinen Überlegungen aus. Anschließend werden die verschiedenen Bilder gezeigt und erläutert.

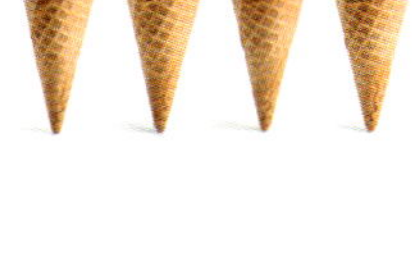

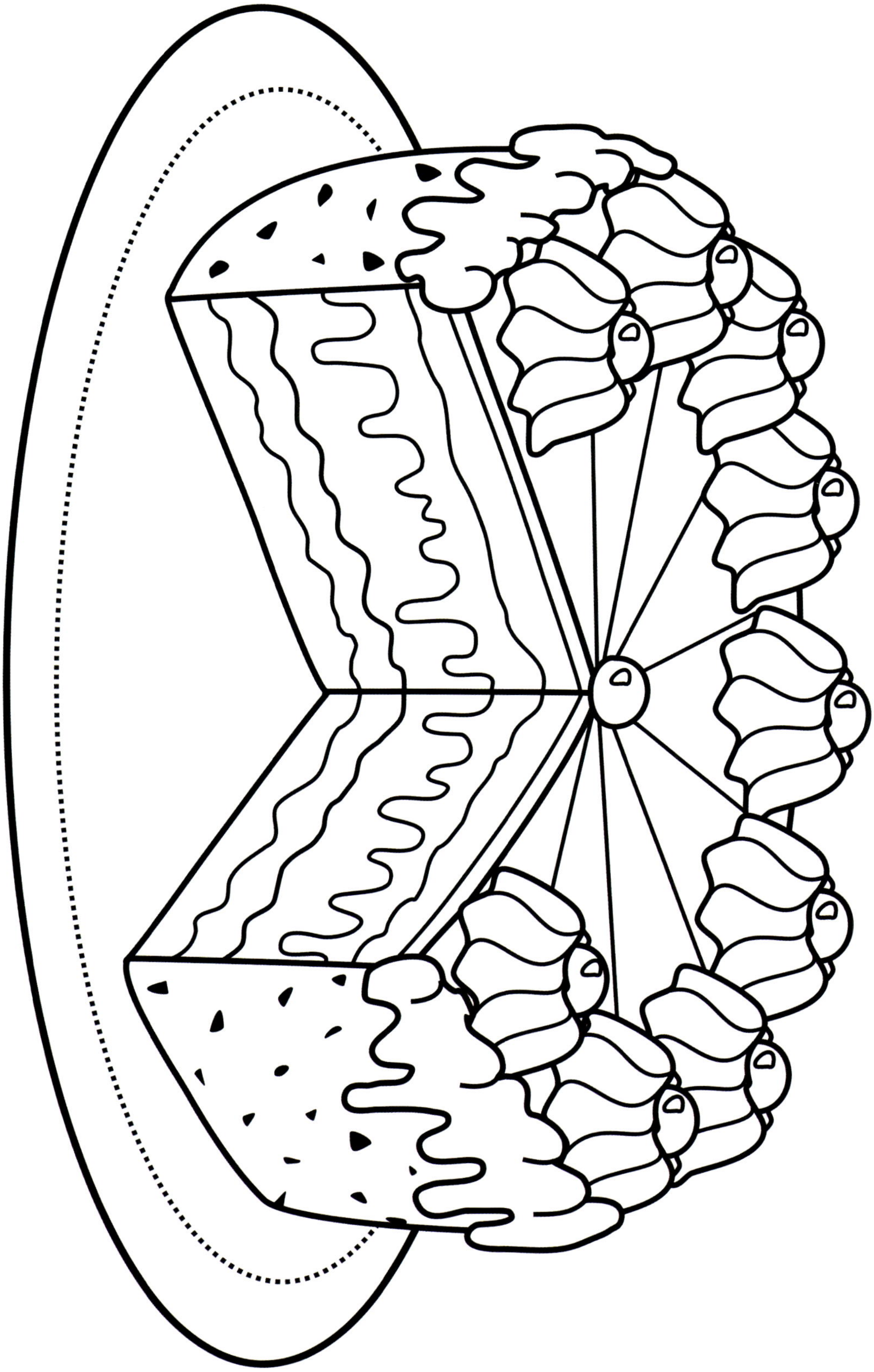

Gewürznelken: Anzahl schätzen

TRAININGSBEREICHE	*Urteilen* *Wissen* *Konzentrieren*
MATERIAL	*kleines Glas, Gewürznelken*
ZEIT	*ca. 3 Minuten*
VORBEREITUNG	*Füllen Sie eine abgezählte Anzahl Gewürznelken in das Glas.*

Durchführung

Bitten Sie die Teilnehmenden, die Menge der Gewürznelken zu schätzen.

Variante ohne Material

Halten Sie das Bild mit den Gewürznelken kurz hoch und drehen Sie es dann um. Bitten Sie die Teilnehmenden zu schätzen, wie viele Gewürznelken hier ganz oder teilweise zu sehen sind.

(Lösung: 10)

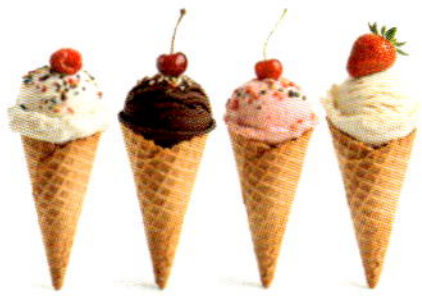

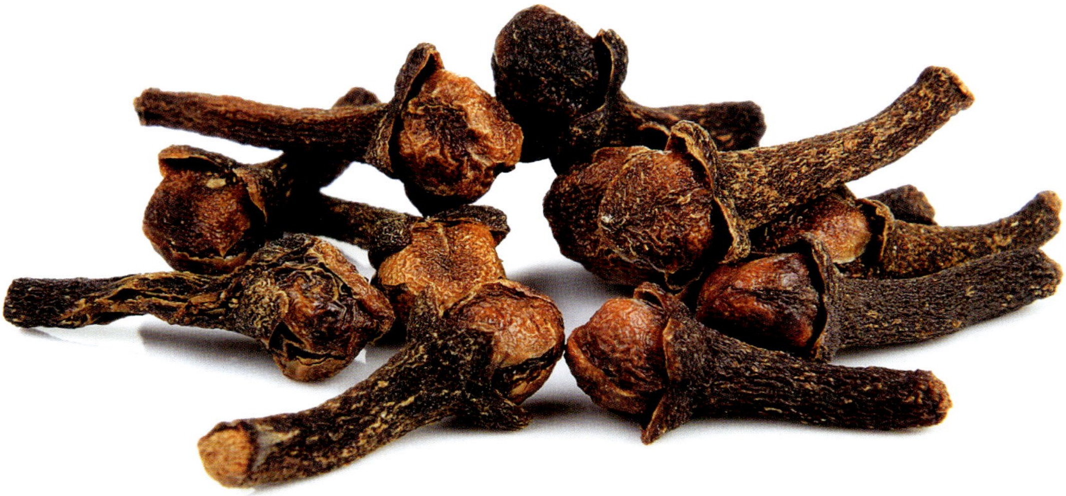

Aufmerksam zuhören: „Aber bitte mit Sahne!"

TRAININGSBEREICHE	*Musik* *Konzentrieren* *Merken*
MATERIAL	*CD mit dem Lied „Aber bitte mit Sahne" von Udo Jürgens, CD-Player (oder Laptop mit Internet-zugang)*
ZEIT	*ca. 5 Minuten*
VORBEREITUNG	*CD-Player mit CD oder Laptop bereitstellen*

Durchführung

Das Lied wird abgespielt und gemeinsam angehört. Bitten Sie die Teilnehmenden, mitzuzählen, wie viele verschiedene Gebäcksorten in dem Lied vorkommen.

Lösung

- 10 Gebäcksorten: Schwarzwälder Kirsch, Sahne-Baiser, Früchte-eis, Buttercremetorte, Bienenstich, Mohrenkopf*, Sachertorte, Linzertorte, Marzipantorte, Keks

* *Anm. d. Red.: Dieser Begriff gilt heute als politisch nicht korrekt.*

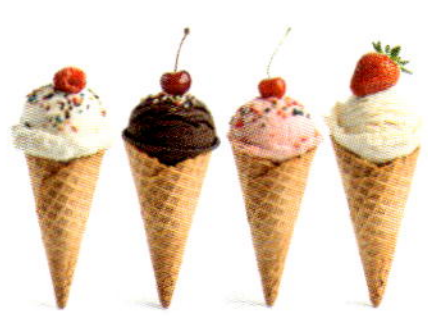

Leichte und mittelschwere Variante

Durchführung

Das Lied wird ohne Fragestellung angehört. Die Teilnehmenden können anschließend über das Lied oder den Sänger sprechen.

Variante ohne Material

Anstelle des Anhörens des Schlagers wird folgendes Gedicht vorgelesen. Bitten Sie die Teilnehmenden, darauf zu achten, wie viele verschiedene Gebäcksorten in dem Gedicht vorkommen.

In der Bäckerei

Wir haben hier wirklich den besten Bäcker,
er backt süße Sachen für alle Geschmäcker
mit allerlei Sachen, die ich so gern schmecke.
Manchmal, da kaufe ich ’ne **Schweizer Wecke**.
Kommt mich mal meine Mutter besuchen,
bestell ich schon vorher ’nen **Apfelkuchen**.
Weil ich so gerne den Zuckerguss schlecke,
widersteh ich auch nicht bei **Rosinenschnecke**.
Für die Oma, da kauf ich ganz ordentlich
herrlichen, goldgelben **Bienenstich**.
Auch **Krapfen** sind für mich ein Genuss.
Ich liebe die **Hörnchen**, er füllt sie mit Nuss.
Manchmal, da ist mein Magen schon voll,
sonst find ich auch noch den **Mohnkuchen** toll.

(Lösung: 7)

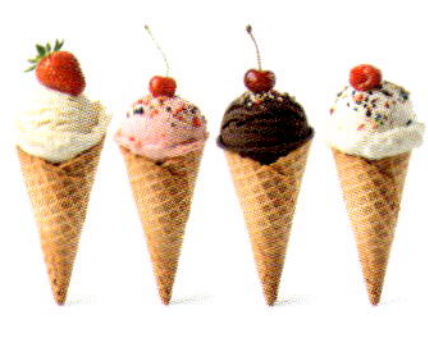

Satzvollendung: Leibgericht

TRAININGSBEREICHE	*In Worte fassen* *Worte finden* *Mit Fantasie*
MATERIAL	*Kärtchen mit Satzanfängen*
ZEIT	*ca. 5 Minuten*
VORBEREITUNG	*Kärtchen mit den Satzanfängen kopieren und ausschneiden, evtl. für den mehrfachen Gebrauch laminieren.*

Durchführung

Jeder erhält ein Kärtchen mit einem Satzanfang. Die Teilnehmenden haben 30 Sekunden Zeit, den Satz zu vervollständigen. Anschließend werden die Sätze reihum genannt.

Lösungsbeispiele

1. Kartoffelsalat schmeckt am besten mit Mayonnaise.
2. In einen Eintopf gehört unbedingt ein bisschen Maggi.
3. Im Restaurant esse ich am liebsten Schnitzel mit Pommes.
4. Ich würze gerne mit Pfeffer.
5. Tomaten schmecken nur mit Salz.
6. Kohl bereitet man am besten mit Kümmel zu.
7. Der Suppenkasper ist nur eine Figur in einer Geschichte.
8. Ein warmes Essen im Magen wärmt den ganzen Körper.
9. Nüsse gehören einfach in meinen Apfelkuchen.
10. Kartoffeln sind nach der Ernte oft schmutzig.

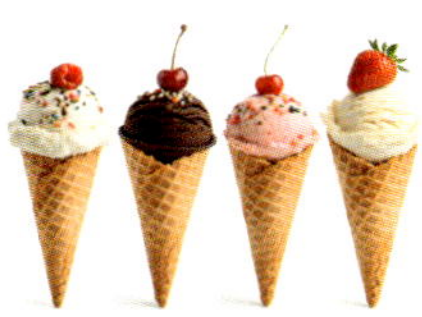

Kartoffelsalat schmeckt am besten …
In einen Eintopf gehört unbedingt …
Im Restaurant esse ich am liebsten …
Ich würze gerne mit …
Tomaten schmecken nur …
Kohl bereitet man …
Der Suppenkasper ist …
Ein warmes Essen im Magen …
Nüsse gehören einfach …
Kartoffeln sind …

Wo ist das „Essen"?

TRAININGSBEREICH	*Konzentrieren*
MATERIAL	*Kopien des Arbeitsblatts, 1 Stift pro Person, für die leichte Variante: Flipchart, Tafel oder Zettel*
ZEIT	*ca. 3 Minuten*
VORBEREITUNG	*Arbeitsblatt für jeden Teilnehmenden kopieren*

Durchführung

Verteilen Sie die Arbeitsblätter und bitten Sie die Teilnehmenden, die Aufgabe zu lösen. Die Lösung wird anschließend gemeinsam besprochen.

(Lösung: Druckerpressen, Stewardessen)

Leichte Variante

Durchführung

Verzichten Sie auf das Verteilen der Arbeitsblätter. Schreiben Sie nacheinander jeweils eine Zeile von dem Arbeitsblatt für alle sichtbar auf Flipchart, Tafel oder Zettel. Dann stellen Sie die Frage: Kommt in einem dieser Wörter das Wort „essen" vor?
Die Teilnehmenden beantworten die Frage gemeinsam.

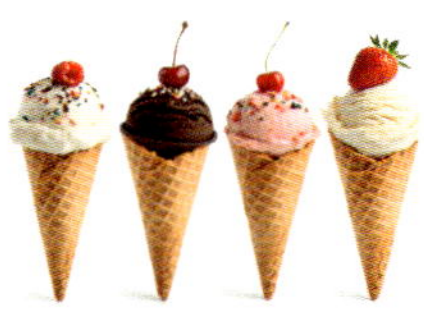

Finden Sie zwei Wörter, die das Wort **„essen“** enthalten:

Essiggurke • Regressforderung •

Essigsäure Essecke • Esslust •

Druckerpressen Essgewohnheit •

Prozesskosten • Exzess Komtess •

Aufbauprozess • Bahnexpress •

Stewardessen • Esszimmerstuhl •

Lernprozess • Alterungsprozess

Überschriften für Leibgerichte

TRAININGSBEREICHE	*Worte finden* *Konzentrieren* *Assoziieren*
MATERIAL	*Flipchart, Tafel oder Zettel*
ZEIT	*ca. 2 Minuten*
VORBEREITUNG	*Schreiben Sie die Begriffsgruppen auf Flipchart, Tafel oder Zettel.*

Durchführung

Bitten Sie die Teilnehmenden, Überschriften zu finden: Unter welcher Überschrift lassen sich die vier Nahrungsmittel jeweils zusammenfassen?

1. Reibekuchen, Knödel, Pommes frites, Rösti
2. Bratwurst, Mett, Speck, Kasseler
3. Bohnen, Auberginen, Paprika, Mais
4. Äpfel, Birnen, Pflaumen, Orangen

Lösungsvorschläge

1. Kartoffelgerichte
2. Schweinefleisch
3. Gemüse
4. Obst

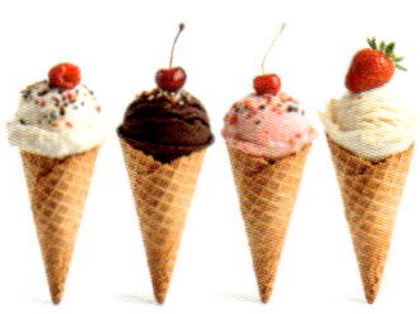

Sammlung: Kartoffelgerichte

TRAININGSBEREICHE	*Assoziieren* *Worte finden* *Wissen*
MATERIAL	*Flipchart, Tafel oder Zettel*
ZEIT	*ca. 3 Minuten*
VORBEREITUNG	*keine*

Durchführung

Stellen Sie die Frage, was man alles mit Kartoffeln kochen kann. Die genannten Gerichte werden auf Flipchart, Tafel oder Zettel für alle sichtbar notiert.

Lösungsvorschläge

Bratkartoffeln, Salzkartoffeln, Pellkartoffeln, Ofenkartoffeln, Reibekuchen, Rösti, Knödel, Kartoffelbrot, Kartoffelkuchen, Kroketten, Herzoginkartoffeln, Kartoffelsalat, Kartoffelsuppe, Pommes frites …

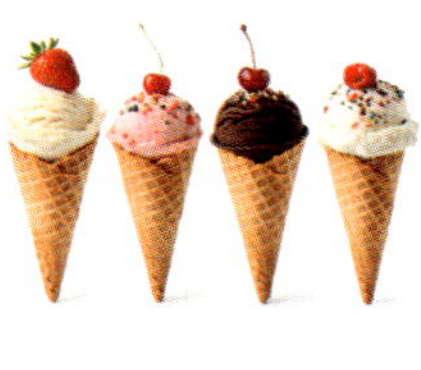

Putenrezept erinnern

TRAININGSBEREICHE	*Merken* *Konzentrieren*
MATERIAL	*Zettel und Stift pro Person*
ZEIT	*ca. 15 Minuten*
VORBEREITUNG	*keine*

Durchführung

Lesen Sie den Teilnehmenden das folgende Rezept vor. Die Teilnehmenden hören aufmerksam zu. Anschließend versuchen sie, möglichst viele Details des Rezepts zu notieren. Dann vergleichen sie ihre Notizen untereinander.
Zum Schluss gehen alle gemeinsam das Rezept anhand der Notizen noch einmal durch.

Rezept

Die ungefähr 5 kg schwere Pute wird gründlich gewaschen und innen und außen mit Salz eingerieben. Die Haut der Brust anschließend vorsichtig lösen und 3 Thymianstängel und 5 Salbeiblätter unter die Haut schieben. 2 Zwiebeln und 2 Äpfel schälen und die Äpfel entkernen. Die Pute mit den Zwiebeln und den Äpfeln füllen und die Öffnung mit Zahnstochern verschließen. Die Pute mit der Brust nach unten in einen Bräter mit 250 ml Wasser legen und im vorgeheizten Backofen bei 200 Grad backen. Nach 1 Stunde wird die Pute gewendet und mit 1 Esslöffel Honig bestrichen. Der Bräter wird mit einem Deckel geschlossen, und die Pute wird weitere 1 1/2 Stunden bei 180 Grad gegart.

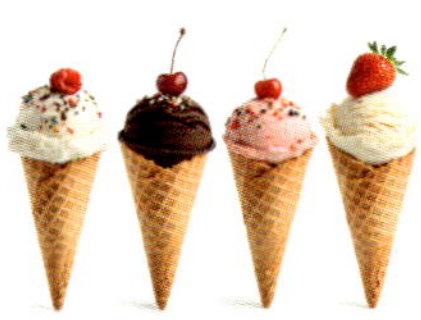

Leichte Variante

MATERIAL *Flipchart, Tafel oder Zettel*

Durchführung

Lesen Sie das Rezept Satz für Satz vor. Nach jedem Satz bitten Sie die Teilnehmenden, in eigenen Worten zu wiederholen, was gemacht werden muss. Notieren Sie es in Stichpunkten auf Flipchart, Tafel oder Zettel.

Haben die Teilnehmenden ein Lieblingsrezept, das sie auswendig können? Lassen Sie erzählen …

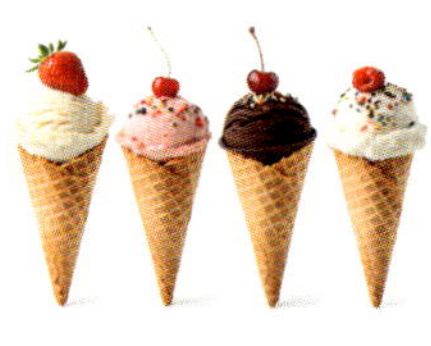

Wohin gehört das Nationalgericht?

TRAININGSBEREICHE	*Struktur und Zusammenhang* *Wissen* *Konzentrieren*
MATERIAL	*Wortkarten*
ZEIT	*ca. 10 Minuten*
VORBEREITUNG	*Die Wortkarten werden einmal kopiert und ausgeschnitten.Sie können die Karten ggf. auch laminieren.*

Durchführung

Mischen Sie die Karten und verteilen Sie sie offen auf dem Tisch. Die Teilnehmenden ordnen die darauf genannten Suppen und Eintopfgerichte den Ländern zu, aus denen sie kommen.

Lösung

Bouillabaisse → Frankreich
Irish Stew → Irland
Minestrone → Italien
Misosuppe → Japan
Borschtsch → Polen
Soljanka → Russland
Gulaschsuppe → Ungarn
Tom Yam → Thailand

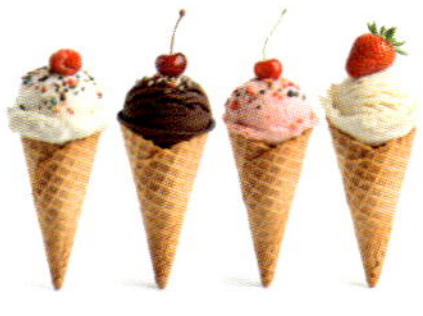

Frankreich	Bouillabaisse
Irland	Irish Stew
Italien	Minestrone
Japan	Misosuppe
Polen	Borschtsch
Russland	Soljanka
Ungarn	Gulaschsuppe
Thailand	Tom Yam

Märchen vorlesen: „Vom dicken fetten Pfannekuchen“

TRAININGSBEREICH	*Entspannung*
MATERIAL	*keins*
ZEIT	*ca. 10 Minuten*
VORBEREITUNG	*keine*

Durchführung

Lesen Sie das Märchen vor. Wer möchte, kann das refrainartige „Kantapper, kantapper“ jeweils mitsprechen.

Vom dicken fetten Pfannekuchen

Es waren einmal drei alte Weiber, welche gern Pfannekuchen essen wollten; da gab die Erste ein Ei dazu her, die Zweite Milch und die Dritte Fett und Mehl. Als der dicke fette Pfannekuchen fertig war, richtete er sich in der Pfanne in die Höhe und lief den drei alten Weibern weg und lief immerzu und lief, **kantapper, kantapper**, in den Wald hinein.

Da begegnete ihm ein Häschen, das rief: „Dicker, fetter Pfannekuchen, bleib stehn, ich will dich fressen!“ Der Pfannekuchen antwortete: „Ich bin drei alten Weibern weggelaufen und soll dir, Häschen Wippschwanz, nicht entwischen?“, und lief, **kantapper, kantapper**, in den Wald hinein.

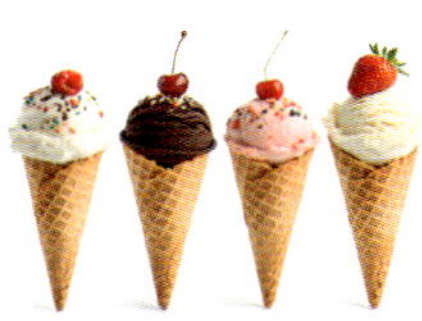

Da kam ein Wolf angelaufen und rief: „Dicker, fetter Pfannekuchen, bleib stehn, ich will dich fressen!" Der Pfannekuchen antwortete: „Ich bin drei alten Weibern weggelaufen und Häschen Wippschwanz und soll dir, Wolf Dickschwanz, nicht entwischen?", und lief, **kantapper, kantapper**, in den Wald hinein.

Da kam ein Reh herzugesprungen und rief: „Dicker, fetter Pfannekuchen, bleib stehn, ich will dich fressen!" Der Pfannekuchen antwortete: „Ich bin drei alten Weibern weggelaufen, Häschen Wippschwanz, Wolf Dickschwanz und soll dir, Reh Blitzschwanz, nicht entwischen?", und lief, **kantapper, kantapper**, in den Wald hinein.

Da kam eine Kuh herbeigerannt und rief: „Dicker, fetter Pfannekuchen, bleib stehn, ich will dich fressen!" Der Pfannekuchen antwortete: „Ich bin drei alten Weibern weggelaufen, Häschen Wippschwanz, Wolf Dickschwanz, Reh Blitzschwanz und soll dir Kuh, Schwippschwanz, nicht entwischen?", und lief, **kantapper, kantapper**, in den Wald hinein.

Da kam eine Sau dahergefegt und rief: „Dicker, fetter Pfannekuchen, bleib stehn, ich will dich fressen!" Der Pfannekuchen antwortete: „Ich bin drei alten Weibern weggelaufen, Häschen Wippschwanz, Wolf Dickschwanz, Reh Blitzschwanz, Kuh Schwippschwanz und soll dir, Sau Kringelschwanz, nicht entwischen?", und lief, **kantapper, kantapper**, in den Wald hinein.

Da kamen drei Kinder daher, die hatten keinen Vater und keine Mutter mehr und sprachen: „Lieber Pfannekuchen, bleib stehn! Wir haben noch nichts gegessen den ganzen Tag!" Da sprang der dicke, fette Pfannekuchen den Kindern in den Korb und ließ sich von ihnen essen.

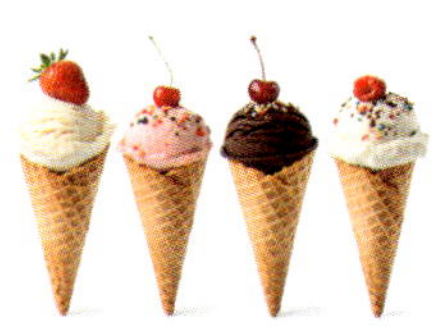

Quiz: Sauerkraut

TRAININGSBEREICHE	*Wissen* *Urteilen* *Konzentrieren*
MATERIAL	*keins*
ZEIT	*ca. 4 Minuten*
VORBEREITUNG	*keine*

Durchführung

Lesen Sie die folgenden Fragen und Antwortmöglichkeiten vor. Die Teilnehmenden raten, welche Antwort richtig ist. Wenn sie es nicht wissen, fordern Sie gerne zum lustigen Raten auf.

1. Wodurch wird Sauerkraut haltbar?
   a) Durch Milchsäuregärung. **(Lösung)**
   b) Durch die zugegebenen Gewürze.

2. Welche Krankheit verhinderte Sauerkraut bei den Seefahrern des 18. Jahrhunderts?
   a) Cholera
   b) Skorbut **(Lösung)**

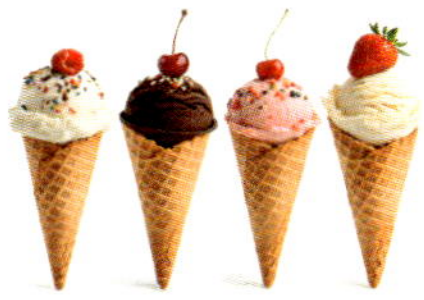

3. Wie mag Wilhelm Buschs Witwe Bolte „den Sauerkohle“ besonders gern?
   a) Wenn er ganz frisch ist.
   b) Wenn er wieder aufgewärmt wurde. **(Lösung)**

4. Was ist essenziell für die Herstellung von Sauerkraut?
   a) Lorbeerblätter
   b) Salz **(Lösung)**

5. Wann enthält Sauerkraut mehr Vitamin C?
   a) Im gekochten Zustand. (**Lösung**; aber nur bei schonendem Kochen)
   b) Im rohen Zustand.

Schwere Variante

Durchführung

Lesen Sie bei Frage 1 bis 3 zunächst nur die Fragestellung vor. Erst wenn die Teilnehmenden nicht von allein auf die Antworten kommen, lesen Sie zusätzlich die Antwortmöglichkeiten vor.

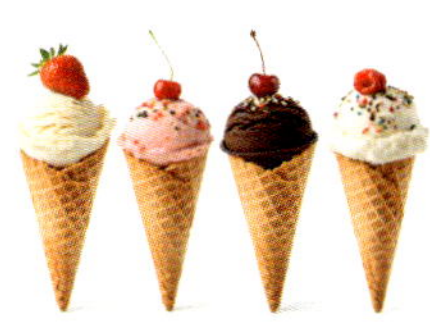

Von der Kartoffel zum Knödel

TRAININGSBEREICHE	*Bewegung* *Wissen*
MATERIAL	*keins*
ZEIT	*ca. 3 Minuten*
VORBEREITUNG	*keine*

Durchführung

Wie wird die Kartoffel zum Knödel? Die Teilnehmenden zählen die Schritte auf, die nötig sind, um Knödel zu kochen. Reihum nennen sie einen Schritt nach dem anderen, und alle ahmen die Tätigkeit nach. Gegenseitige Hilfe ist erlaubt!

Lösungsvorschlag

- Kartoffeln waschen
- Kartoffeln schälen
- Kartoffeln in den Topf geben und kochen
- Kartoffeln abgießen
- Kartoffeln reiben
- Kartoffeln mit Ei und Mehl verkneten
- Knödel formen
- Knödel ins kochende Wasser geben
- Knödel abgießen
- Knödel probieren

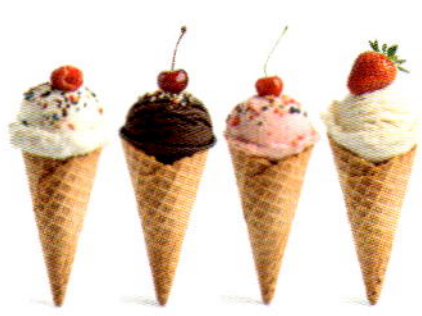

Umschriebene Gerichte

TRAININGSBEREICHE	*Worte finden* *Konzentrieren* *Wissen*
MATERIAL	*keins*
ZEIT	*ca. 2 Minuten*
VORBEREITUNG	*keine*

Durchführung

Lesen Sie nacheinander die folgenden Umschreibungen vor. Die Teilnehmenden sagen, welches Gericht gemeint ist.

Umschreibung	Lösung
• panierte Fleischscheibe ohne Knochen	→ Schnitzel
• gekochte Kugeln aus Kartoffeln	→ Knödel/Klöße
• gekochte Kartoffeln, gestampft	→ Kartoffelbrei/ Kartoffelpüree
• Teigfladen mit Creme, Speck und Zwiebeln	→ Flammkuchen
• frittierte Kartoffelstäbchen	→ Pommes frites
• knusprige Teigrolle mit Apfelfüllung	→ Apfelstrudel
• Weißkohl, der eine Milchsäuregärung hinter sich hat	→ Sauerkraut

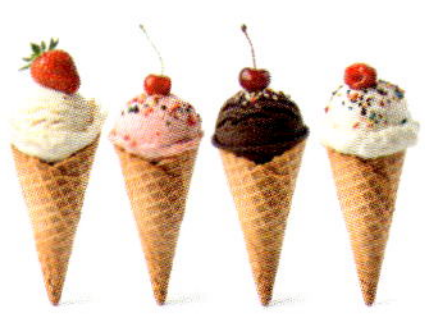

MUSIKWIESE

Musik berührt unsere Seele: Töne erklingen und gelangen durch unsere Ohren direkt in unser Herz. Lieder können zum Tanzen animieren, zu Tränen rühren oder ein Lächeln in Gesichter zaubern. Lieder, mit denen wir aufgewachsen sind, werden wir wahrscheinlich nie vergessen.

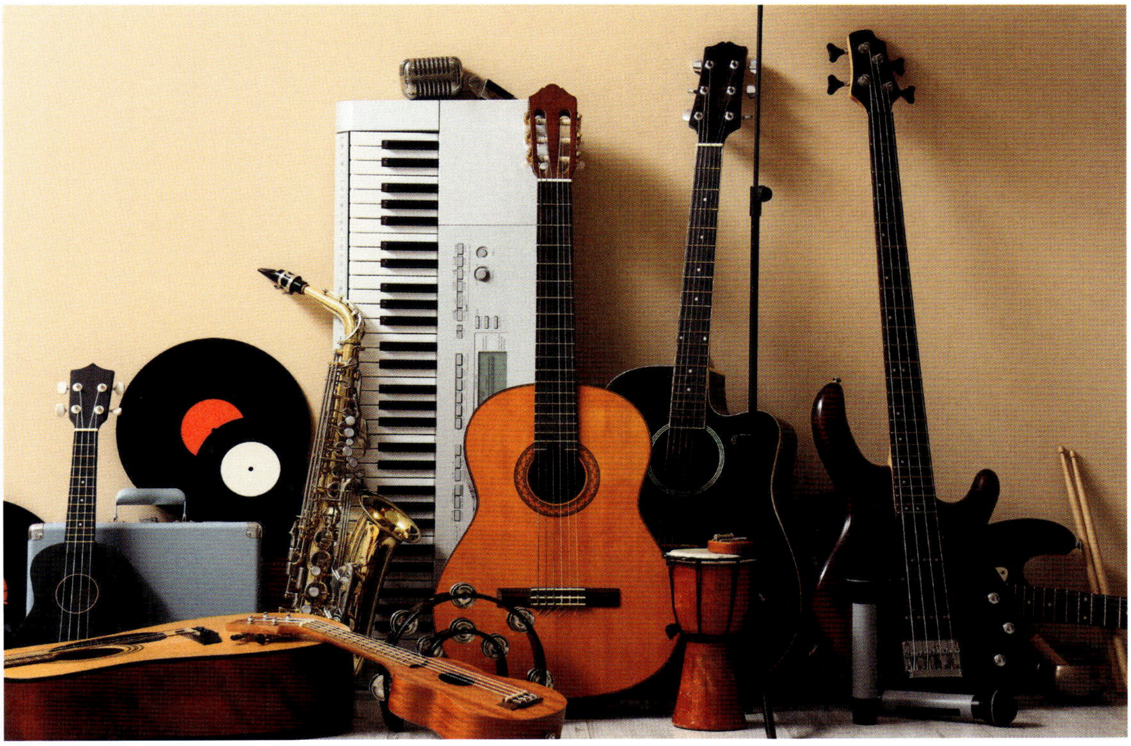

Musik und biografische Anknüpfungspunkte

TRAININGSBEREICHE	*Mit allen Sinnen* *Assoziieren* *In Worte fassen* *Worte finden*
MATERIAL	*falls vorhanden, Bilder von berühmten Schlagerstars, alte Schallplatten oder Musikinstrumente*
ZEIT	*ca. 15 bis 20 Minuten*
VORBEREITUNG	*Platzieren Sie das Material so, dass alle Teilnehmenden es gut sehen können.*

Durchführung

Materialien rund ums Thema „Musik“ werden in die Mitte des Tischs gelegt. Entstehende Gespräche können durch gezielte Fragestellungen oder das Vorlesen der Anekdote (s. u.) weiter angeregt werden.

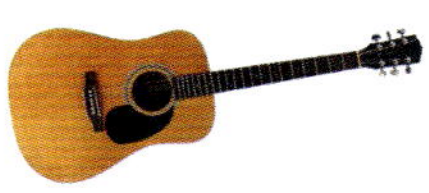

Beispiele für Fragen

- Welche Musik hören Sie gerne?
- Haben Sie einen Lieblingssänger/eine Lieblingssängerin?
- Spielen Sie ein Musikinstrument?
  Wenn ja:
  → Welches?
- Hören Sie gerne klassische Musik?
- Haben Sie ein Lieblingsvolkslied?
- Mögen Sie Schlager?
- Wurde bei Ihnen in der Familie früher gesungen?
  Wenn ja:
  → Zu welchen Anlässen?
  → Welche Lieder wurden gesungen?
  → Wurde dabei auch musiziert?

Anekdote

Diese Anekdote kann vorgelesen werden, um bei den Teilnehmenden eigene Erinnerungen zu wecken.

Meine Eltern waren immer sehr darauf bedacht, dass wir Kinder musikalisch gebildet waren. Mit sieben Jahren fing ich an, Geige zu spielen. Das hatte ich mir selbst ausgesucht, doch ich verlor schon nach kurzer Zeit die Lust daran. Danach war es eine Tortur, weil meine Eltern sehr darauf achteten, dass ich jeden Tag übte. Ich habe mich nicht getraut, ihnen zu sagen, dass ich keine Lust mehr hatte, Geige zu spielen. Aus diesem Grund täuschte ich eines Tages vor, mit der Geige die Treppe runterzufallen. Das Ergebnis war: Die Geige war noch heil, aber ich hatte mir einen Arm gebrochen. Danach habe ich endlich mit meinen Eltern geredet.

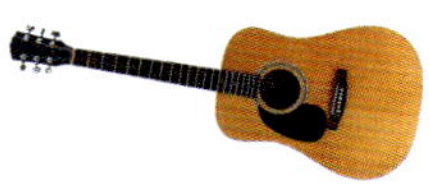

Variante ohne Material

Durchführung

Die Teilnehmenden betrachten eines der folgenden Bilder anstelle des Materials.

- Fragen Sie, was die Teilnehmenden auf dem Bild sehen. Fragen Sie auch nach Einzelheiten und ob das Bild etwas Bekanntes darstellt.
- Wenn die Teilnehmenden das Bild nicht sehen können ODER wenig bis gar nicht sprechen, dann beschreiben Sie das Bild aus Ihrer Perspektive so genau wie möglich.

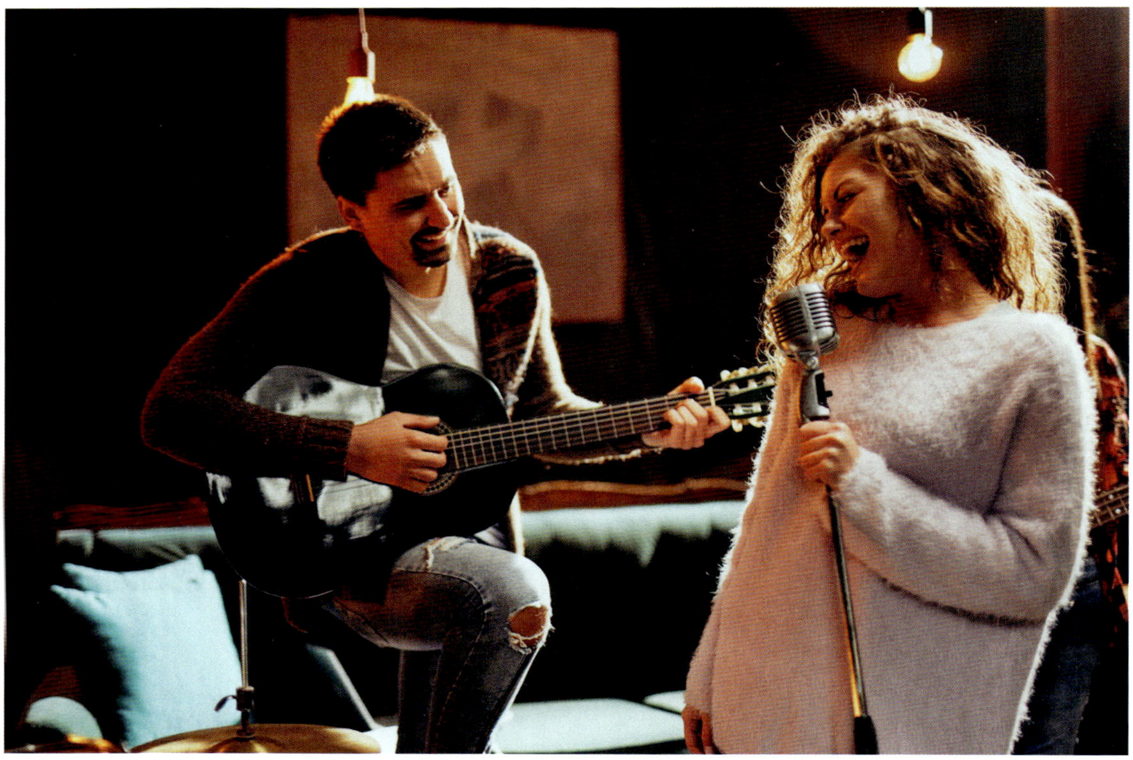

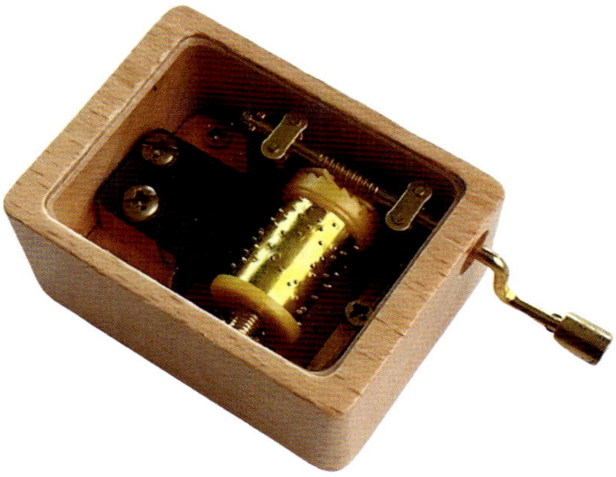

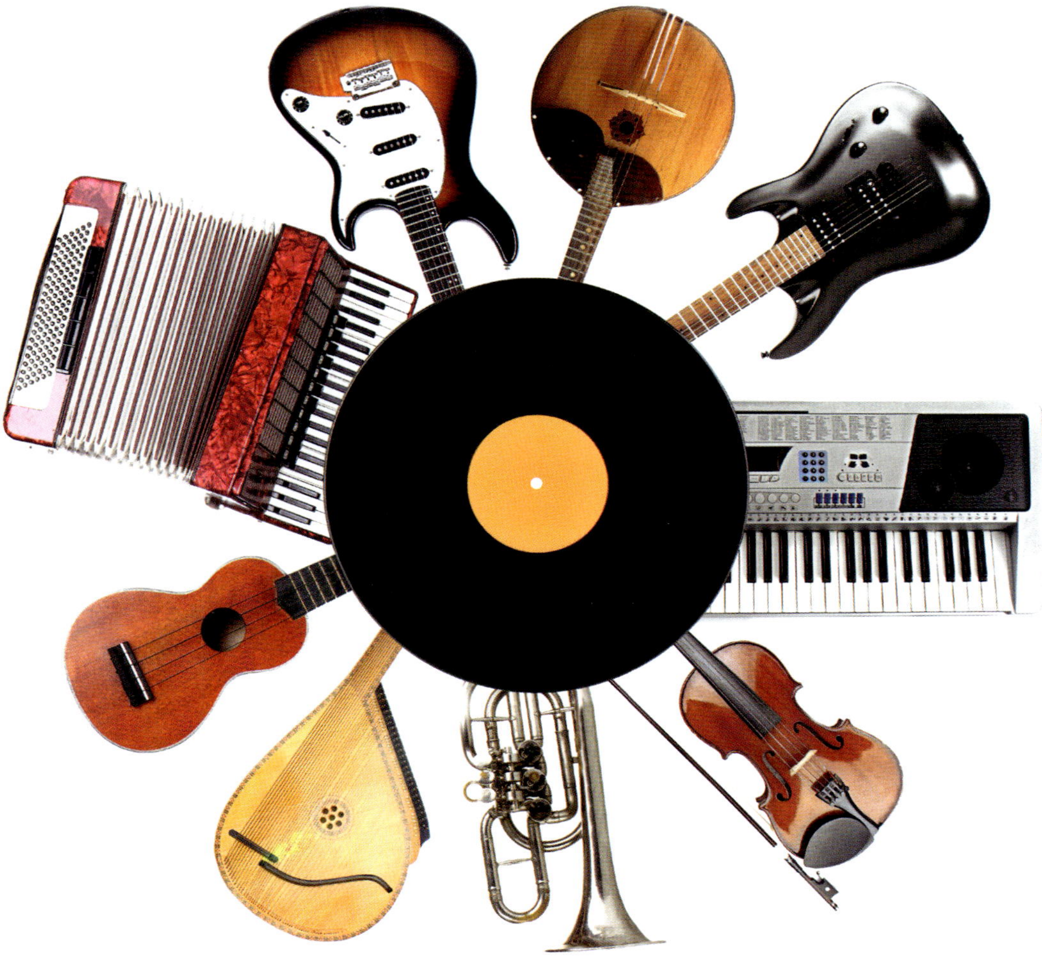

Geburtstagslied erfinden

TRAININGSBEREICHE	*Mit Fantasie* *Worte finden* *In Worte fassen*
MATERIAL	*Flipchart, Tafel oder großer Zeichenblock*
ZEIT	*ca. 10 Minuten*
VORBEREITUNG	*Für die Übung wird die erste Strophe des Liedes „Alle meine Entchen" groß auf den Flipchart oder an die Tafel geschrieben. Unter jeder Zeile wird ausreichend Platz für eine zusätzliche Zeile gelassen.*

Durchführung

Die Teilnehmenden erfinden gemeinsam ein Geburtstagslied.
Sie denken sich Textzeilen aus, die auf die Melodie von „Alle meine Entchen" gesungen werden können. Jede ausgedachte Liedzeile wird unter die entsprechende Zeile des Originallieds geschrieben. Reimen müssen sich die Zeilen nicht.
Anschließend kann das entstandene Geburtstagslied gemeinsam gesungen werden.

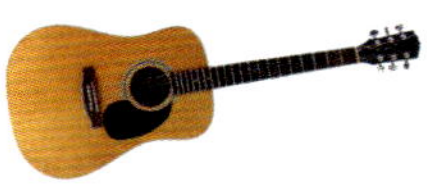

Beispiel

Alle meine Entchen schwimmen auf dem See,
Alle deine Freunde feiern heut mit dir,
schwimmen auf dem See,
feiern heut mit dir,
Köpfchen unter Wasser,
heut ist dein Geburtstag,
Schwänzchen in die Höh!
ein Tag, den man mag!

Schwere Variante

Die Schwierigkeit wird gesteigert, indem sich die ausgedachten Zeilen reimen müssen.

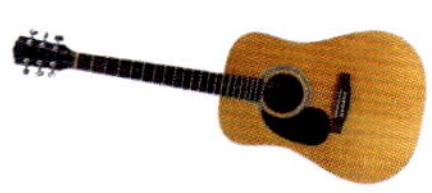

Sammlung: Themenlieder

TRAININGSBEREICHE	*Assoziieren* *Worte finden* *Wissen*
MATERIAL	*Flipchart, Tafel oder Zettel*
ZEIT	*ca. 10 Minuten*
VORBEREITUNG	*keine*

Durchführung

Die Teilnehmenden sammeln Lieder, in deren Titel Vornamen oder Blumennamen vorkommen. Notieren Sie die Titel auf Flipchart, Tafel oder Zettel.

Beispiele

Vornamen
- Ohne Krimi geht die Mimi nie ins Bett
- Anneliese
- Cindy, oh Cindy

Blumen
- Weiße Rosen aus Athen
- Heideröslein
- Tulpen aus Amsterdam

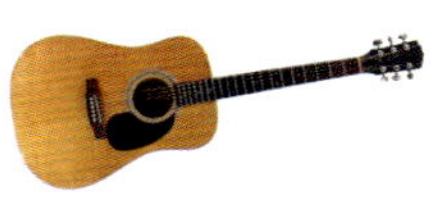

Schlager erkennen

TRAININGSBEREICHE	*Musik* *Entspannung* *Wissen*
MATERIAL	*CDs mit bekannten Schlagern und CD-Player*
ZEIT	*ca. 8 Minuten*
VORBEREITUNG	*CD-Player und CDs bereitstellen*

Durchführung

Spielen Sie die Lieder einer CD mit bekannten Schlagern jeweils für einige Sekunden an. Die Teilnehmenden erraten gemeinsam, um welches Lied es sich jeweils handelt.

Einzelne Schlager können anschließend auch vollständig angehört werden, wenn die Teilnehmenden es sich wünschen.

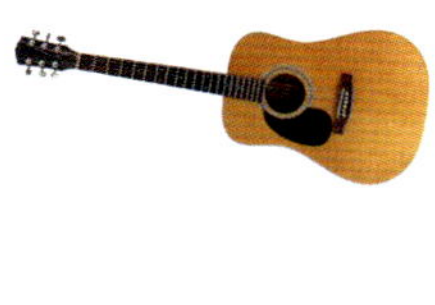

Wer hat wann gelebt? Berühmte Komponisten

TRAININGSBEREICHE	*Urteilen* *Wissen* *Konzentrieren*
MATERIAL	*Karten mit Namen der Komponisten*
ZEIT	*ca. 6 Minuten*
VORBEREITUNG	*Die Karten mit den Namen der Komponisten kopieren und ausschneiden. Für den mehrfachen Gebrauch evtl. laminieren.*

Durchführung

Die Karten werden gemischt und offen auf dem Tisch verteilt. Wer hat wann gelebt? Die Teilnehmenden versuchen, die Komponistennamen chronologisch zu sortieren. Hierbei steht nicht Wissen, sondern Raten im Vordergrund.

Lösung

1. Georg Friedrich Händel (geb. Februar 1685)
2. Johann Sebastian Bach (geb. März 1685)
3. Joseph Haydn (geb. März 1732)
4. Wolfgang Amadeus Mozart (geb. Januar 1756)
5. Ludwig van Beethoven (geb. Dezember 1770)
6. Franz Schubert (geb. Januar 1797)
7. Frédéric Chopin (geb. Februar 1810)
8. Johannes Brahms (geb. Mai 1833)

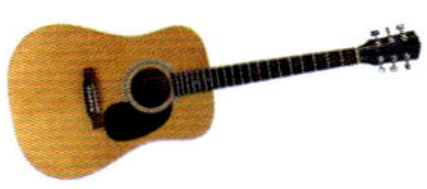

Georg Friedrich Händel
Johann Sebastian Bach
Joseph Haydn
Wolfgang Amadeus Mozart
Ludwig van Beethoven
Franz Schubert
Frédéric Chopin
Johannes Brahms

Musikerlatein

TRAININGSBEREICHE	*Konzentrieren* *Wissen*
MATERIAL	*keins*
ZEIT	*ca. 5 Minuten*
VORBEREITUNG	*keine*

Durchführung

Stellen Sie den Teilnehmenden folgende Aufgabe:

Der Dirigent Gido Fiege hat nicht viel mit Kindern zu tun. Nun muss er auf seine zwei Neffen aufpassen, da seine Schwester und ihr Mann eine gemeinsame Geschäftsreise machen. Leider verstehen seine Neffen die Anweisungen ihres Onkels nicht. Können Sie den beiden Jungen helfen?

Der Dirigent sagt:

- Piano! (Leise!)
- A capella! (Ohne Instrumentalbegleitung)
- Auftakt! (Einleitender Taktteil vor dem ersten ganzen Takt eines Musikstückes)
- Crescendo! (Lauter werden!)
- Duett! (Musikstück für zwei)

Die Teilnehmenden erfinden Situationen, zu denen die Anweisungen passen könnten.

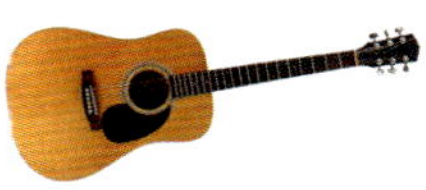

Lösungsbeispiele

Er könnte meinen:

- Piano: Seid bitte ein bisschen leise!
- A capella: Lasst euer Spielzeug zu Hause, wenn wir spazieren gehen!
- Auftakt: Wir müssen kurz über die Straße. Erst dann könnt ihr zum Spielplatz laufen!
- Crescendo: Ich habe euch nicht verstanden, redet bitte ein bisschen lauter!
- Duett: Spielt doch einfach beide zusammen!

Mittelschwere Variante

MATERIAL *Flipchart, Tafel oder Zettel*

Durchführung

Schreiben Sie die Aussagen des Dirigenten in durcheinandergewürfelter Reihenfolge auf Flipchart, Tafel oder Zettel. Anschließend lesen Sie die Lösungsvorschläge einen nach dem anderen vor. Die Teilnehmenden ordnen jeder Lösung die passende Aussage zu.

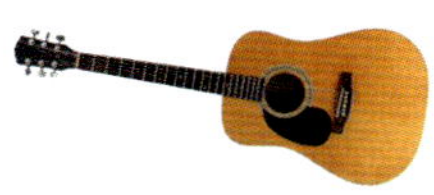

Leichte Variante

MATERIAL *Flipchart, Tafel oder Zettel*

Durchführung

Schreiben Sie die Aussagen des Dirigenten in durcheinandergewürfelter Reihenfolge auf Flipchart, Tafel oder Zettel und besprechen Sie mit den Teilnehmenden, was die Begriffe in der Musikwelt für eine Bedeutung haben. Anschließend nennen Sie die Lösungen eine nach der anderen. Die Teilnehmenden ordnen jeder Lösung die passende Aussage zu.

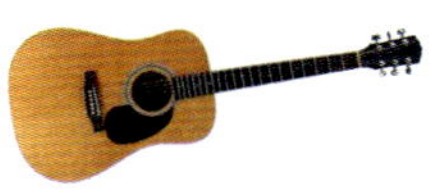

Wörter einsetzen

TRAININGSBEREICHE	*In Worte fassen* *Worte finden*
MATERIAL	*Kopien des Arbeitsblatts, Stifte*
ZEIT	*ca. 5 Minuten*
VORBEREITUNG	*Arbeitsblatt in ausreichender Anzahl kopieren*

Durchführung

Verteilen Sie die Arbeitsblätter und bitten Sie die Teilnehmenden, die Aufgabe zu lösen. Die Lösung wird anschließend gemeinsam besprochen.

Lösung

1. beieinander
2. nacheinander
3. durcheinander
4. untereinander
5. zueinander
6. gegeneinander
7. übereinander
8. aufeinander
9. aneinander
10. voneinander
11. miteinander
12. umeinander

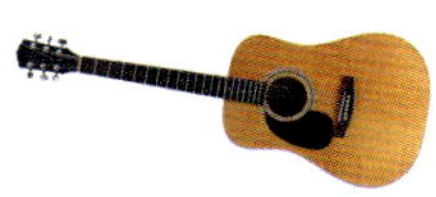

Leichte Variante

MATERIAL *Flipchart, Tafel oder Zettel*

Durchführung

Schreiben Sie eine kleine Auswahl der Lückensätze und – separat – die einzufügenden Wörter auf Flipchart, Tafel oder Zettel. Die Teilnehmenden fügen gemeinsam mit Ihnen das richtige Wort ein.

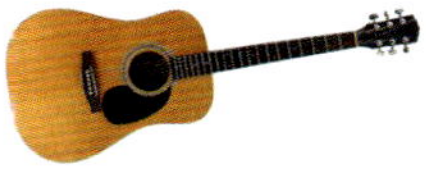

Setzen Sie die folgenden Wörter in die Sätze ein:
miteinander, beieinander, durcheinander, zueinander, aufeinander, gegeneinander, untereinander, übereinander, aneinander, umeinander, voneinander, nacheinander

1. Wenn wir ____________ sitzen, hören wir gern Schlager.
2. Wir wünschen uns dann ____________ bestimmte Lieder.
3. Ich weiß nicht immer, welcher Sänger welches Lied singt. Da komme ich immer ____________.
4. Bei Schlagersängern herrscht ____________ ein großer Konkurrenzkampf.
5. Das Verhältnis ____________ ist manchmal sehr angespannt.
6. Man hat das Gefühl, dass dann viel ____________ gearbeitet wird.
7. Die Sänger reden auch oft schlecht ____________.
8. Wahrscheinlich sind solche Sänger nur neidisch ____________.
9. Schließlich sind Schlager kein Grund, ____________ zugeraten.
10. Dabei können Sänger viel ____________ lernen.
11. Es ist viel schöner, ____________ zu singen als alleine.
12. Wünschenswert ist, dass sich die Sänger ____________ bemühen.

Bewegungsgeschichte: „Kleine Trommeln, große Trommeln“

TRAININGSBEREICHE	*Bewegung* *Konzentrieren*
MATERIAL	*keins*
ZEIT	*ca. 4 Minuten*
VORBEREITUNG	*keine*

Durchführung

Lesen Sie den Text vor. Immer, wenn in der Bewegungsgeschichte von **kleinen Trommeln** die Rede ist, trommeln die Teilnehmenden mit den flachen Händen auf den Tisch. Immer, wenn in dem Text **große Trommeln** vorkommen, stampfen die Teilnehmenden mit den Füßen auf den Boden.

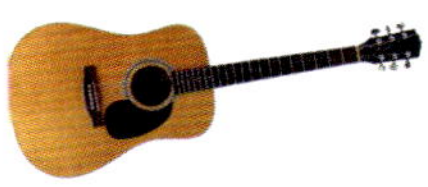

Kleine Trommeln, große Trommeln

Trommeln sind weit verbreitete Musikinstrumente, es gibt sie in allen Größen.
Der Fachbegriff für **große Trommeln** und **kleine Trommeln** ist Membranophon. **Kleine Trommeln** und **große Trommeln** erfreuen sich auf allen Kontinenten großer Beliebtheit. Gemeinsam haben alle Trommeln, egal ob **kleine Trommeln** oder **große Trommeln**, dass der Klang auf einer schwingenden Membran erzeugt wird, dem Fell. Der Klang wird dabei meist mit einem Schlägel oder mit der Hand erzeugt. In China sind **kleine Trommeln** sehr beliebt, bei denen man den Klang durch Perlen an einer Schnur erzeugt.
Große Trommeln wurden schon im alten Ägypten benutzt. Besonders bekannt für seine Trommelkultur ist Afrika. Die afrikanischen Buschtrommeln sind **große Trommeln**, mit deren Hilfe Wörter in einen Rhythmus übersetzt werden können.
In einem Sinfonieorchester gibt es **kleine Trommeln**, Pauken und **große Trommeln**. Die Pauken werden von einem Paukisten gespielt, die **große Trommel** und die **kleine Trommel** von einem Schlagwerker. Die **große Trommel** erzeugt bei einem Schlagzeug die tiefen Töne. Sie wird auch „Bass Drum“ genannt. Ein alternativer Name für die **kleine Trommel** ist Rührtrommel. Sie wird aber auch Paradetrommel oder Marschtrommel genannt. **Kleine Trommeln** werden ebenfalls bei Schlagzeugen genutzt, sind aber auch häufig als einzelne Instrumente vertreten. Die **kleinen Trommeln** haben auch Wurzeln in militärischen Zusammenhängen.

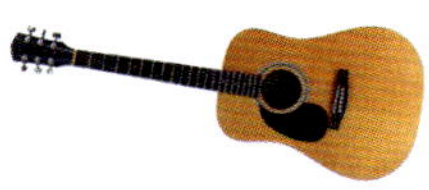

Die Namen der Stars

TRAININGSBEREICHE	*Struktur und Zusammenhang* *Wissen* *Konzentrieren*
MATERIAL	*Kopien des Arbeitsblatts, Stifte*
ZEIT	*ca. 6 Minuten*
VORBEREITUNG	*Arbeitsblatt in ausreichender Anzahl kopieren*

Durchführung

Verteilen Sie die Arbeitsblätter und bitten Sie die Teilnehmenden, die Aufgabe zu lösen. Die Lösung wird anschließend gemeinsam besprochen.

Lösung

- Elvis Presley
- Udo Jürgens
- Paul Kuhn
- Freddy Quinn
- Jerry Lee Lewis
- Caterina Valente
- Rex Gildo
- Buddy Holly
- René Carol
- Chuck Berry
- Peter Kraus
- Lale Andersen
- Johnny Cash

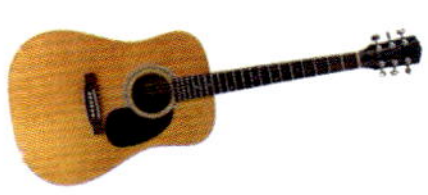

Kennen Sie die Stars? Verbinden Sie Vor- und Nachnamen miteinander!

Elvis	Holly
Udo	Valente
Paul	Cash
Freddy	Lewis
Jerry Lee	Kuhn
Caterina	Kraus
Peter	Carol
Buddy	Gildo
René	Presley
Chuck	Andersen
Rex	Quinn
Lale	Jürgens
Johnny	Berry

Schlager gesucht!

TRAININGSBEREICHE	*Worte finden* *Konzentrieren* *Assoziieren* *Wissen*
MATERIAL	*Bildkarten*
ZEIT	*ca. 3 Minuten*
VORBEREITUNG	*Bildkarten kopieren, ausschneiden und evtl. für den mehrfachen Gebrauch laminieren*

Durchführung

Die Teilnehmenden versuchen, zu den Motiven auf den Bildkarten einen passenden Schlager zu nennen.

Lösungsbeispiele

Rosen → Rote Rosen, rote Lippen, roter Wein
Wein → Griechischer Wein
Berge → Von den blauen Bergen kommen wir
Buch → Ohne Krimi geht die Mimi nie ins Bett
Kaktus → Mein kleiner grüner Kaktus
Klavier → Der Mann am Klavier
Badehose → Pack die Badehose ein
Schokolade → Ich will keine Schokolade

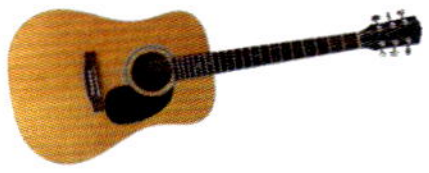

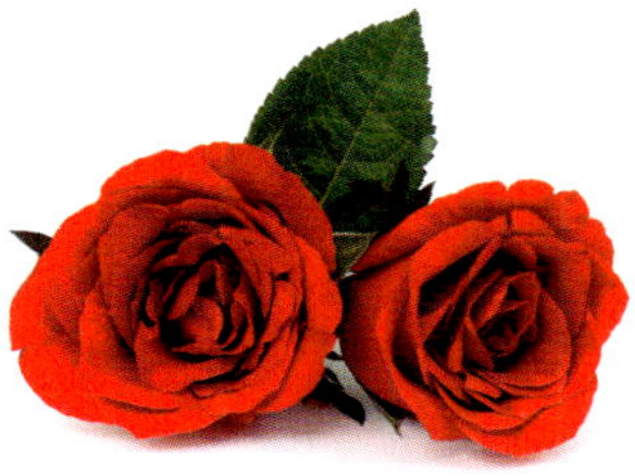
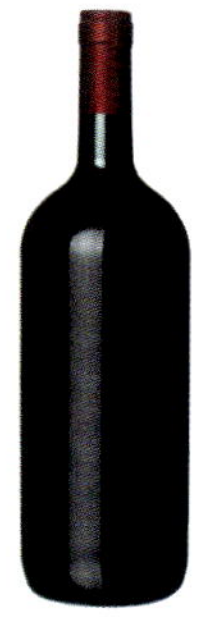
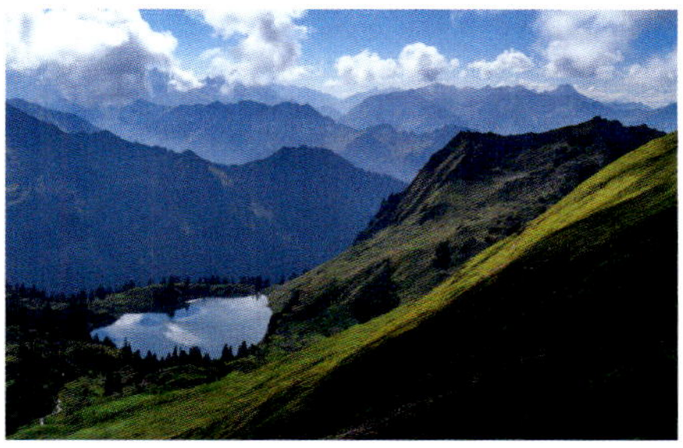
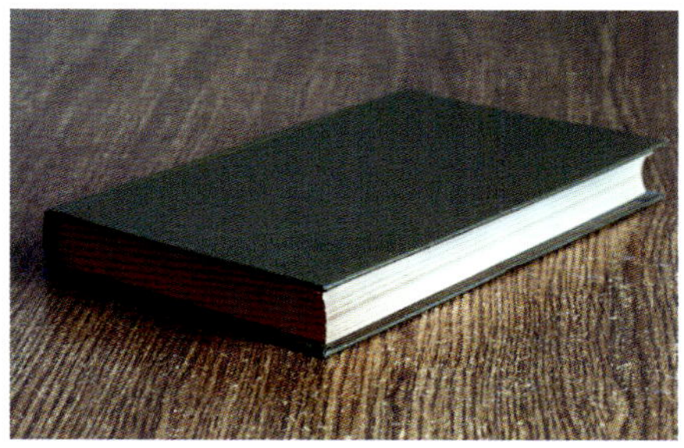
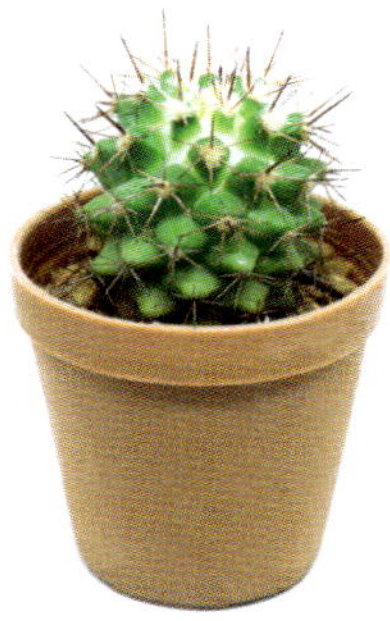
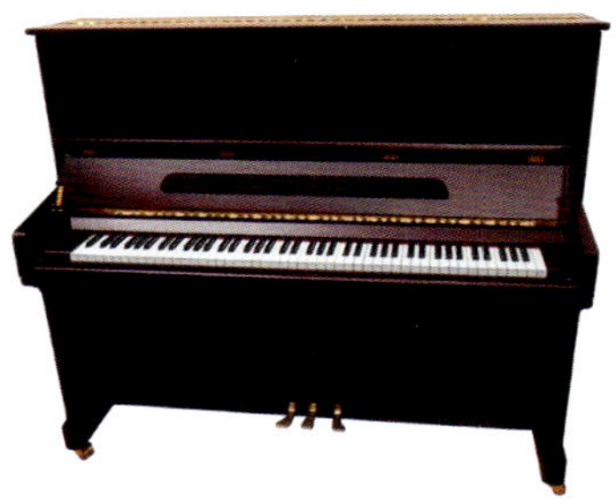
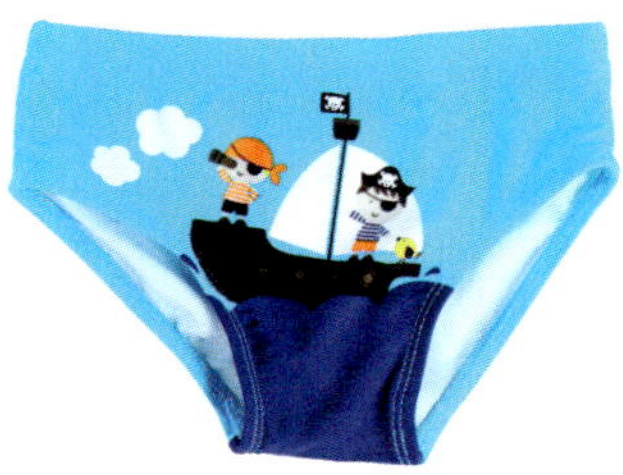
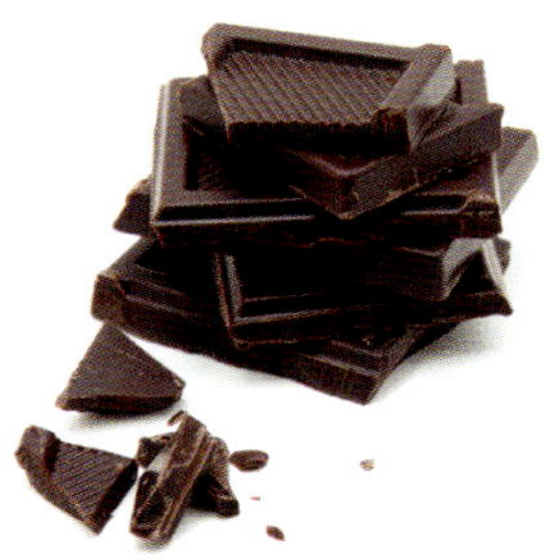

Quiz: Bekannte Schlager

TRAININGSBEREICHE	*Wissen* *Urteilen* *Konzentrieren*
MATERIAL	*keins*
ZEIT	*ca. 4 Minuten*
VORBEREITUNG	*keine*

Durchführung

Lesen Sie die folgenden Liedzeilen vor und fragen Sie die Teilnehmenden, aus welchem Lied der 50er-Jahre diese Zeilen stammen.

Das Raten fällt den Teilnehmenden leichter, wenn Sie die Zeilen ansingen. Falls Sie die Lieder nicht kennen: Sie sind im Internet verfügbar.

- „Wer verliebt ist in die Liebe, kommt nach Paris zurück, zurück …"
  → Ganz Paris träumt von der Liebe. Caterina Valente.
- „Dort, wo die Blumen blüh'n, dort, wo die Täler grün, …"
  → Heimweh. Freddy Quinn.
- „Du sahst ihn nachts im Traum vor dir und gabst ihm deine Hand."
  → Cindy, oh Cindy. Eddie Fischer.

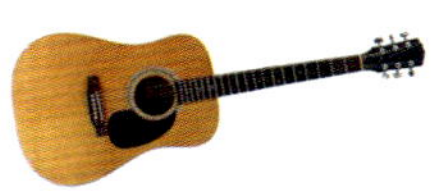

- „Liebling, sag an, bist du genauso selig wie ich, hast du mich lieb, wie ich dich?“
  → Was kann schöner sein. Lys Assia.

- „Das Lied erzählt von den Rosen, die schön und schillernd erblüh'n ...“
  → Jim, Jonny und Jonas. Hula Hawaiian Quartett.

- „Und ich dreh mich um und geh – weil ich dich nicht mehr versteh ...“
  → Über sieben Brücken musst du gehn. Karat.

- „Denn ich liebe diese Welt, weil sie mir so gefällt ...“
  → Wie ein Stern. Frank Schöbel

- „Wenn ein Mensch lebt, ist das ein Grund zum Lachen ...“
  → Wer die Rose ehrt. Renft.

- „He, wir fahr'n mit dem Zug der Zeit ...“
  → Alt wie ein Baum. Puhdys

- „Ich geh durch die Straßen der Stadt und seh in Gesichter ...“
  → Am Fenster. City.

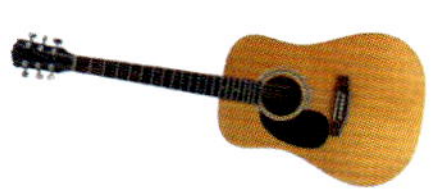

Informationen merken

TRAININGSBEREICHE	*Merken* *Konzentrieren*
MATERIAL	*keins*
ZEIT	*ca. 5 Minuten*
VORBEREITUNG	*keine*

Durchführung

Lesen Sie den Teilnehmenden den Informationstext zu Lisa Kulani vor und stellen Sie im Anschluss die unten stehenden Fragen.

Fragen

- Wann wurde Lisa Kulani geboren?
- Wo wurde Lisa Kulani geboren?
- Wann begann Lisa Kulani Klavier zu spielen?
- Hatte sie einen Klavierlehrer oder eine Klavierlehrerin?
- Welches Instrument lernte Lisa Kulani noch?
- Wann veröffentlichte sie ihre erste LP?
- Auf wie viele Nummer-1-Hits konnte sie 1975 zurückblicken?

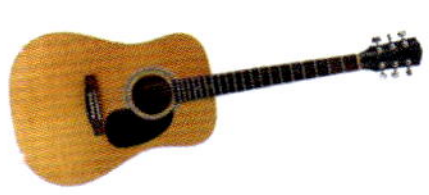

Leichte Variante

MATERIAL *Kopien des Informationstextes für alle Teilnehmenden*

Durchführung

Verteilen Sie die Kopien des Informationstextes und lesen Sie ihn laut vor. Anschließend stellen Sie die oben aufgeführten Fragen. Die Teilnehmenden können die Antworten aus dem Text heraussuchen.

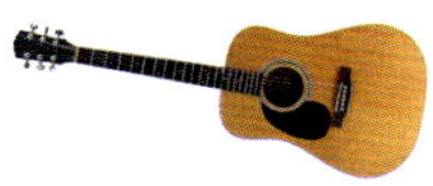

Informationen zu Lisa Kulani

Lisa Kulani wurde am 14. November 1954 in Münster geboren. Mit drei Jahren begann sie Klavier zu spielen, und ihr Lehrer war schnell von ihrem musikalischen Talent beeindruckt. Später lernte Lisa auch Violine und baute ihre gesanglichen Künste immer weiter aus. 1972 veröffentlichte sie ihre erste Langspielplatte, und schon 1975 konnte sie auf drei Nummer-1-Hits in den deutschen Charts zurückblicken.

Kinderliedergeschichte

TRAININGSBEREICHE	*Entspannung* *Musik*
MATERIAL	*keins*
ZEIT	*ca. 4 Minuten*
VORBEREITUNG	*keine*

Durchführung

Lesen Sie die folgende Geschichte laut vor. Immer, wenn ein Liedtitel darin vorkommt, stimmen die Teilnehmenden die erste Strophe des Kinderliedes gemeinsam an.

Maria ist drei Jahre alt und eine begeisterte Sängerin. Von morgens bis abends singt sie ihren Eltern, ihren Großeltern, ihren Freunden, ihren Erzieherinnen und allen, die sie trifft, ihre Lieblingslieder vor. Am Frühstückstisch, wenn sie ihr Butterbrot isst, sagt Maria: „Das Brot wird aus Mehl gemacht, und Mehl wird in einer Mühle gemahlen." Und schon stimmt sie an:

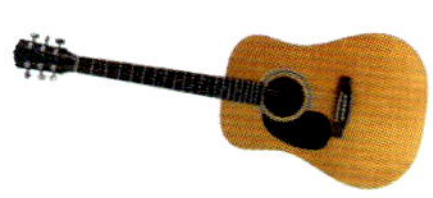

„Es klappert die Mühle am rauschenden Bach ...!“

Es klappert die Mühle am rauschenden Bach, klipp, klapp!
Bei Tag und bei Nacht ist der Müller stets wach, klipp, klapp!
Er mahlet das Korn zu dem kräftigen Brot,
und haben wir dieses, so hat's keine Not.
Klipp, klapp, klipp, klapp, klipp, klapp!

Maria würde am liebsten schon ganz allein in den Kindergarten gehen. Aber ihre Mutter meint, sie sei noch zu klein dafür. Um ihre Mutter zu überzeugen, singt Maria das Lied:

„Hänschen klein ging allein ...“

Hänschen klein ging allein
in die weite Welt hinein.
Stock und Hut steht ihm gut,
ist gar wohlgemut.

Ihre Mutter begleitet sie aber trotzdem in den Kindergarten. Die beiden gehen zu Fuß. Es ist ein recht weiter Weg. „Das ist wie Wandern“, sagt Maria und fängt an zu trällern:

„Das Wandern ist des Müllers Lust ...“

|: Das Wandern ist des Müllers Lust, :|
das Wandern!
Das muss ein schlechter Müller sein,
|: dem niemals fiel das Wandern ein, :|
das Wandern.
Das Wandern, das Wandern, das Wandern.

Im Kindergarten angekommen, begrüßt sie als Erstes ihre Freundin Sara. Sara schaut Marias Mutter an und fragt: „Wer bist du?“. Auch als Antwort hat Maria sofort ein Lied parat:

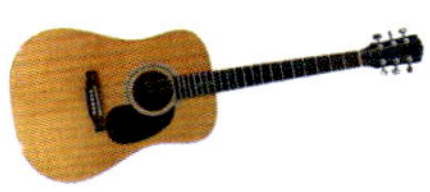

„Es war eine Mutter …"

Es war eine Mutter, die hatte vier Kinder,
den Frühling, den Sommer, den Herbst und den Winter.

Als ihre Mutter sich verabschiedet, muss Maria nicht mehr alleine singen. Sara stimmt mit ein:

„Auf Wiedersehen …!"

Auf Wiedersehn, auf Wiedersehn, bleib nicht so lange fort!
Denn ohne dich wärs halb so schön,
darauf hast du mein Wort.

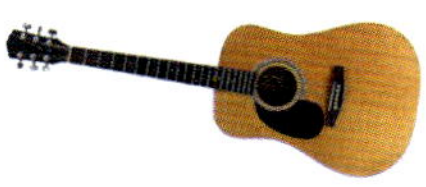

Wer macht was?

TRAININGSBEREICHE	*Bewegung* *Wissen* *Konzentrieren*
MATERIAL	*keins*
ZEIT	*ca. 5 Minuten*
VORBEREITUNG	*keine*

Durchführung

Zeigen Sie den Teilnehmenden bestimmte Bewegungen, mit denen verschiedene Musikmachende dargestellt werden können:

- Dirigent → Mit beiden Händen einen imaginären Taktstock schwingen.
- Sänger → Eine Hand ans Herz führen, mit der anderen ein imaginäres Mikrofon halten.
- Schlagzeuger → Schlagbewegungen in der Luft imitieren.
- Geiger → Mit einer Hand eine imaginäre Geige halten, mit der anderen den Bogen führen.

Etwas leichter wird es, wenn Sie nach der Frage selbst die Antwort geben und von den Teilnehmenden nur noch die Bewegung ausgeführt wird.

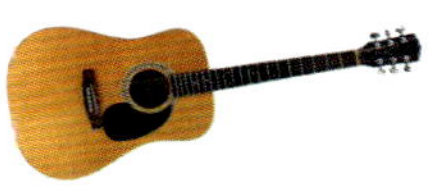

Lesen Sie danach die folgenden Fragen laut vor. Die Teilnehmenden antworten nicht mit Worten, sondern führen die Bewegung aus, die vorher dem entsprechenden Beruf zugeordnet wurde.

- Wer gibt den Einsatz?
- Wer hält ein Mikrofon?
- Wer führt den Bogen?
- Wer schmettert den Refrain?
- Wer hält die Sticks/Stöcke in der Hand?
- Wer legt sein Instrument unter sein Kinn?
- Wer macht große Gesten?
- Wer summt die Tonleiter?
- Wer trommelt mit dem Besen?
- Wer macht einen Wirbel?
- Wer bringt alle dazu, langsamer zu spielen?
- Wer legt sein Instrument in einen Kasten?
- Wer leitet die anderen?
- Wer schlägt auf das große Becken?
- Wer ölt die Stimme?
- Wer spannt die Saiten?

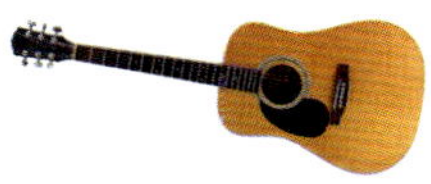

Über die Autorin

Natali Mallek (Dipl.-Sozialpädagogin, Gedächtnistrainerin nach BVGT) ist erfolgreiche Autorin zahlreicher Bücher zur Aktivierung und Beschäftigung von Seniorinnen und Senioren sowie Menschen mit Demenz.
Als Gründerin und Autorin der bekannten Fachseite „Mal-alt-werden.de“ vermittelt sie seit vielen Jahren praxiserprobte Ideen für die soziale Betreuung.
Ihre Arbeit ist geprägt von Fachwissen, Empathie und dem Ziel, Freude und Lebensqualität in den Alltag älterer Menschen zu bringen.